「骨盤おこし」で身体が目覚める

1日3分、驚異の「割り」メソッド

中村考宏
Nakamura Takahiro

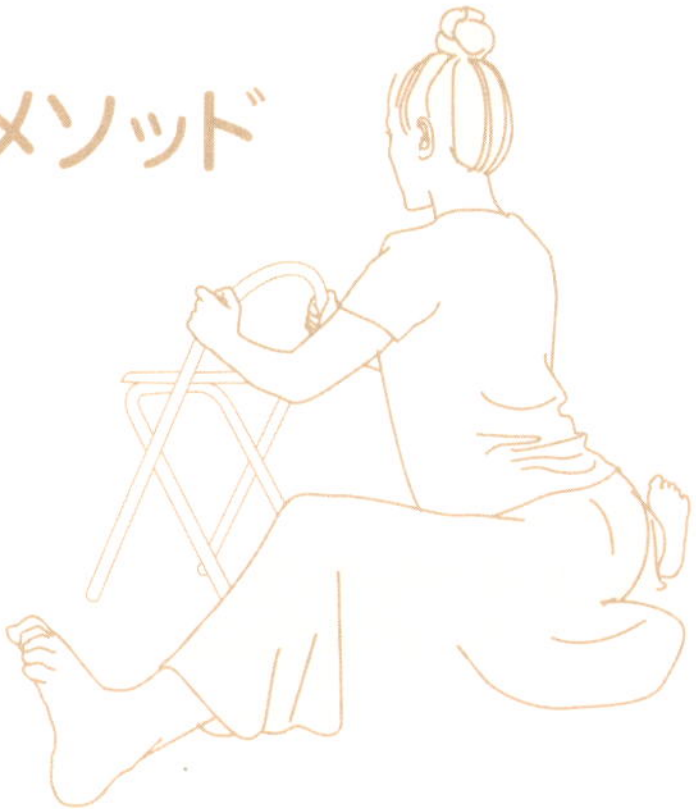

春秋社

はじめに

ある日、子供が四歳になったとき、自転車を買いました。

すると自転車屋さんが「ペダルを外した状態で練習させてください」と言います。

そのとき、初めて「ペダルを外して練習する」ということを知りました。ようするに両足を着いて足で蹴って進んでいくのです。

子供と一緒に一時間も練習していると、最初はたどたどしかったのですが、次第に蹴り出してスーっと進んでいけるようになりました。それから一週間もたたないうちに、ぱっと蹴り出してどこまでもシューっって進んでいけるようになり、それからペダルをつけたら簡単にこげるようになりました。

ああそうか、「バランスが先ってこと」なんだなと分かったのです。

もともと私は筋肉への施術の勉強からはじめました。筋肉の施術の勉強というのは、解剖学を深く勉強します。私もある大学の医学部の好意でさまざまな筋肉の解剖をしながら勉強し、施術に生かしてきました。

その後開業して、筋肉の流れを考えた上で施術をしていきましたので、確かにいままでの施術方法よりは効果があるということがわかりました。しかし、開業して半年、一年とたってくると同じ箇所の痛みや故障を再発させて来院される患者さんが、非常に多いことに気がついたのです。怪我にしても同じようなところを繰り返しています。

なぜだろうか。そう考えた結果、もしかしたら筋肉の治療だけでは限界があるのではと思い、骨格や動作を研究するようになったのです。

でも、いままで筋肉しか見てこなかったのに、何をすればよいのか。

それでまずはバランストレーニングを始めることにしました。

せっかくやるなら、よりバランス感覚を必要とするものがいい、と思って一輪車を始めたのです。その頃は私も体重が九〇キロありましたので、ほとんど熊が一輪車に乗っているようなイメージです。最初はまったく乗れる気がしませんでした。想像以上に難しいのです。

いま思えば、「筋力を使って動いて」いました。でも半年位取り組んでいると、どこでも、何キロでも、進んでいくことができるようになりました。

そんな折、名古屋で一輪車の全国大会が開かれて見学にいきました。驚くほど皆さん上手かったのです。ただし、サポーターやテーピングを身体に貼っている選手と、まったく何も着けていない綺麗な選手がいました。

この二種類の選手の「何が違うのか」と気になって、それから人の骨盤や骨格の位置を細かく見るようになったのです。すると骨盤の位置関係が大事なのではないか、と思いいたるようになりました。


解剖書を見ていても、ものによって骨盤の説明がさまざまです。骨盤立位《こつばんりつい》に近い状態の模型を表した骨格図もあれば、骨盤が後傾《こうけい》した骨格図もある。どれが正しいのか分からなくなって、初めて解剖書に疑問を持ちました。

それで、単純に考えて見ることにしたのです。

つまり、骨盤の骨格模型をトン、と置いてみて、一番安定するところはどこなのか。

すると、骨盤だけでしたら骨盤立位にした位置で最も安定して立ちました（写真１）。そう考えると骨盤が後傾した状態（写真２）というのは、つまり不安定なポジションになっている。

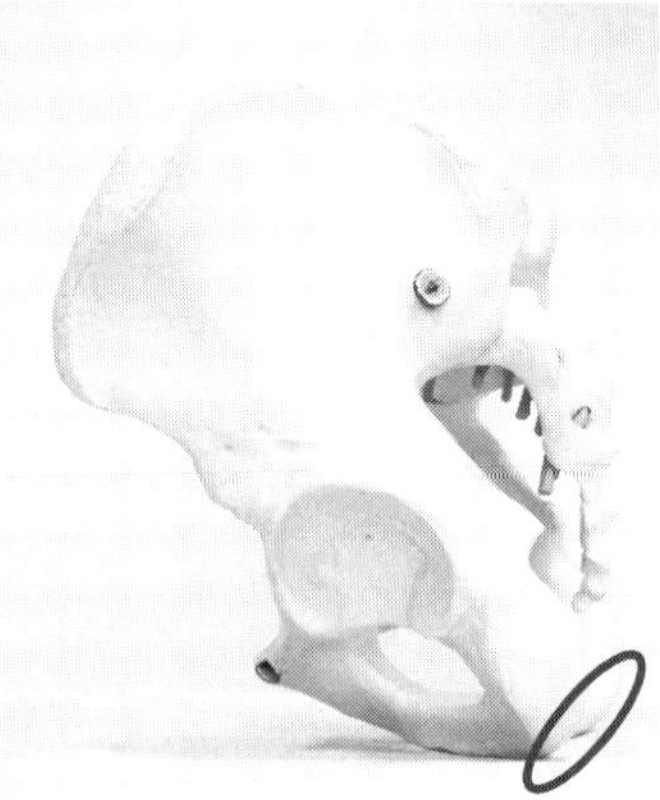

1：骨盤立位

囲った箇所が坐骨結節

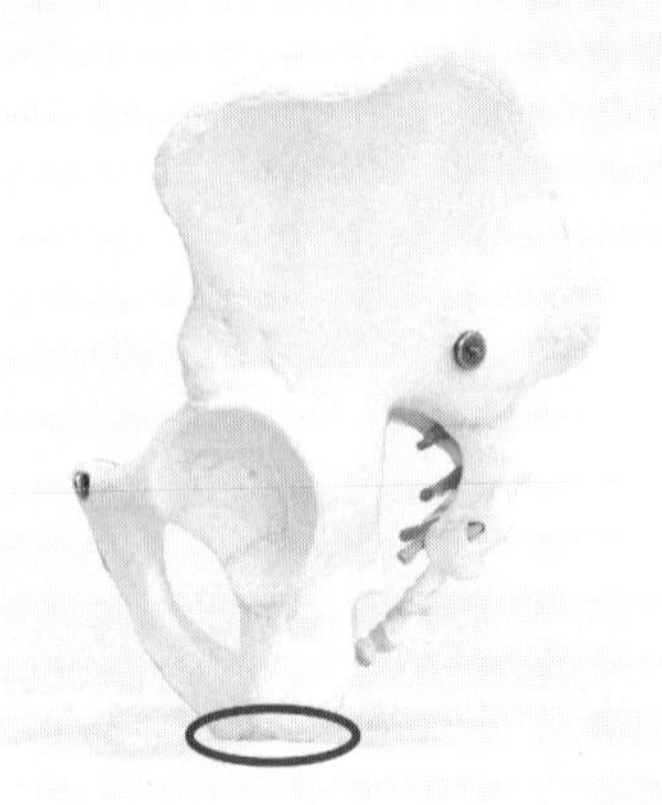

2：骨盤後傾

このような状態で一輪車に乗ろうとしても、上手く乗れませんʼ。一輪車が上手でしかもサポーターをしていない選手の人たちは、骨盤立位で乗っていたのです。骨盤立位になると「坐骨結節《ざこつけっせつ》」（この骨は大事なポイントになります）が真後ろにきます。

　ところが、腰痛などで来院される患者さんたちは「座っていてお尻の骨が痛くなる」と言います。骨盤後傾で座っていると、坐骨結節の上に乗っかってしまいます。それでは当然痛くなる。それで坐骨結節を目安にして人の骨盤を観察するようになりました。すると、日本人には骨盤が後傾している人が多いということがわかりました。

　それから骨盤立位のかたちで自分でもトレーニングするようになっていきました。すると、いままでは股関節《こかんせつ》ということをあまり考えてはいなかったのですが、ある日股関節がクルンと廻る感じを体感することができたのです。

読者の皆さんは、股関節というと、どこにあると思われますか？　足の付け根？　内股の中？　腰の周辺？

違います。股関節（ヒップ・ジョイント）は、その名の通り、お尻の中にあります。立ってお尻を触るとえくぼが二つあるはずです。そこが股関節の位置（写真7、五〇頁参照）なのです。

私も骨盤立位になって、全身が正しいポジションに位置できたため、はじめて股関節の感覚を感じることができたのです。

股関節の位置や動きがわかってから、今度は開脚できたら凄いだろうな、と思うようになりました。もともと、ストレッチが好きではなく、いわゆる身体が硬い部類でした。せっかく骨盤から股関節まで感じることができたので、それを生かして開脚まで辿り着こう、という野望でした。

最初は引っ張ったり、無理やり頑張ったりしていたのですが、だんだん、股関節の動きを感じながら、「股割《またわ》り」ができるようになり、お腹を地面につけられるようになったのです。かつての身体の硬い私を知っている人は「何でそんなに柔らかくなったの」と驚いています。私ほど身体の硬い人間が、日々のトレーニングでここまで来られているので、どんなに身体の硬い読者の方でも、毎日の積み重ねで股割りを進歩させることは十分に可能です。

ただし、**股割りはストレッチではありません。**

体操やダンスをなさっている方は一八〇度開脚もできるでしょうし、身体もくにゃくにゃ柔らかくなっていると思います。でも、それは筋肉を伸ばしてしまっているだけで、「運動」ということを考えると、あまり良いことではありません。現に、多くのダンサーや身体の柔らかいスポーツ選手が、治療院にやってこられます。

彼らと話をすると「力が弱いから筋トレしてます」「ポージングの時に足に力がはいりません」と訴えられます。

ですから、ただ柔らかいだけでもダメなのです。身体の中に芯を残したい。筋肉をきちんと効かせた上で、骨格の正しい位置で、身体を動かしたい。そう思ってこの「構造動作《こうぞうどうさ》理論《りろん》」(Anatomical Activity)並びにトレーニング法を考えてきました。

本書で解説しているトレーニング法は、どれも日常生活の中で無理なく取り組んでいただけるものです。どこかに障害がある場合は、担当されている治療者とよく相談の上、取り組んでいただく必要がありますが、これらのトレーニングでは無理やり身体を伸ばしたり、縮めたりすることはありません。

身体自身の重さや反応を利用して行っていきますので、逆に身体のどこかに痛みが出たり、無理があったり、頑張る必要がでてきたら、それは適切なポジションでトレーニングできていない、というサインです。その場合はもう一度説明を良く読んで取り組んでください。

また、このトレーニング法は、これまで読者の皆さんが長い年月をかけて蓄積されてきた無意識の「身体の癖」を解放する方法です。ですから、他のトレーニング法とは違って、始めるやいなや効果が出る、というものでもありません（ただし、取り組み始めると目に見えて身体に変化がおこります）。

さらには、本書に掲載されているトレーニング法はすべて、その効果や影響が関係しあっています。あるトレーニング法の中に、この「構造動作理論」の全部が詰まっているということでもありますし、全部のトレーニングを行うことが「構造動作理論」的な身体の使い方をするために必要になる、ということも言えます。

もちろん、いま自分が必要だな、と思ったトレーニング法を集中的に行っていただいてもかまいません。その時は、ぜひ、そのなかに「構造動作理論」で要求されていることがすべて詰まっているのだ、という意識で行っていただきたいと思います。きっとその方が、

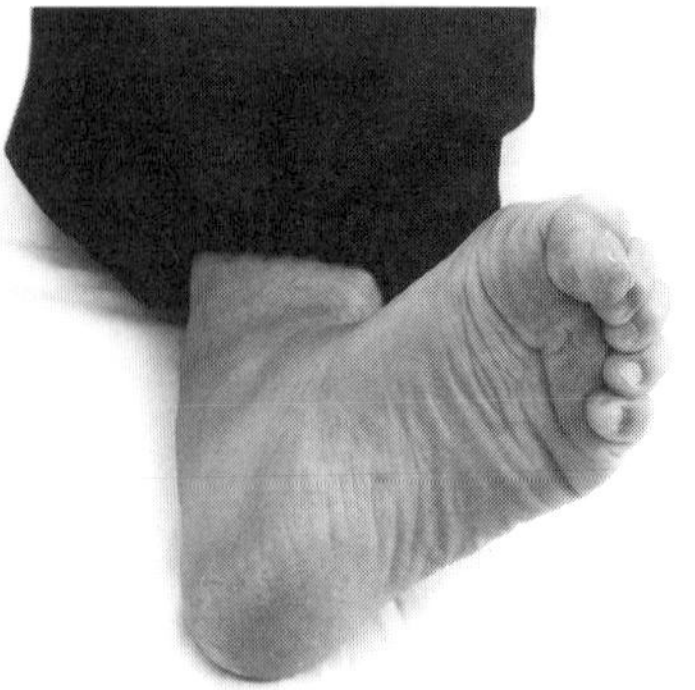

3：足指を握りこむ

身体全体への効果の浸透がまったく違ってくると思われます。

基本的なトレーニングとしては「腰割《こしわ》り」「胸割《むねわ》り」「股割り」の三大「割り」トレーニングと呼ばれるものがありますが、それよりも手頃で、いますぐできる方法があります。

それは趾《あしゆび》（足指）の握りです（写真3）。趾を思い切り開いて、小指から順にゆっくりとしっかり折り曲げてください。

これが構造動作理論を支える「基礎」（土台）となります。

簡単なようでいて、意外と難しいかもしれません。ただし、効果は絶大です。その意味や全体との関連については、本書でじっくり説明いたします。

まずは、この趾（足指）の握りからはじめてみてはいかがでしょうか。

都内をはじめ、全国のいくつかの箇所で、実際に「構造動作理論」をトレーナーに学べる講習会も開かれています。実際に体験していただくとより感覚をつかむことができると思います。

身体に問題を抱えている人、スポーツ・競技（ピアノやダンスを含む）などでよりよい成績を収めたい人、さらには人間の身体を深く追求したい人！　ぜひ「構造動作理論」に取り組んでいただければと願っています。

自分のペースにあったかたちで、日々楽しんで身体と向き合っていただければ幸いです。

中村考宏

二〇一一年九月吉日

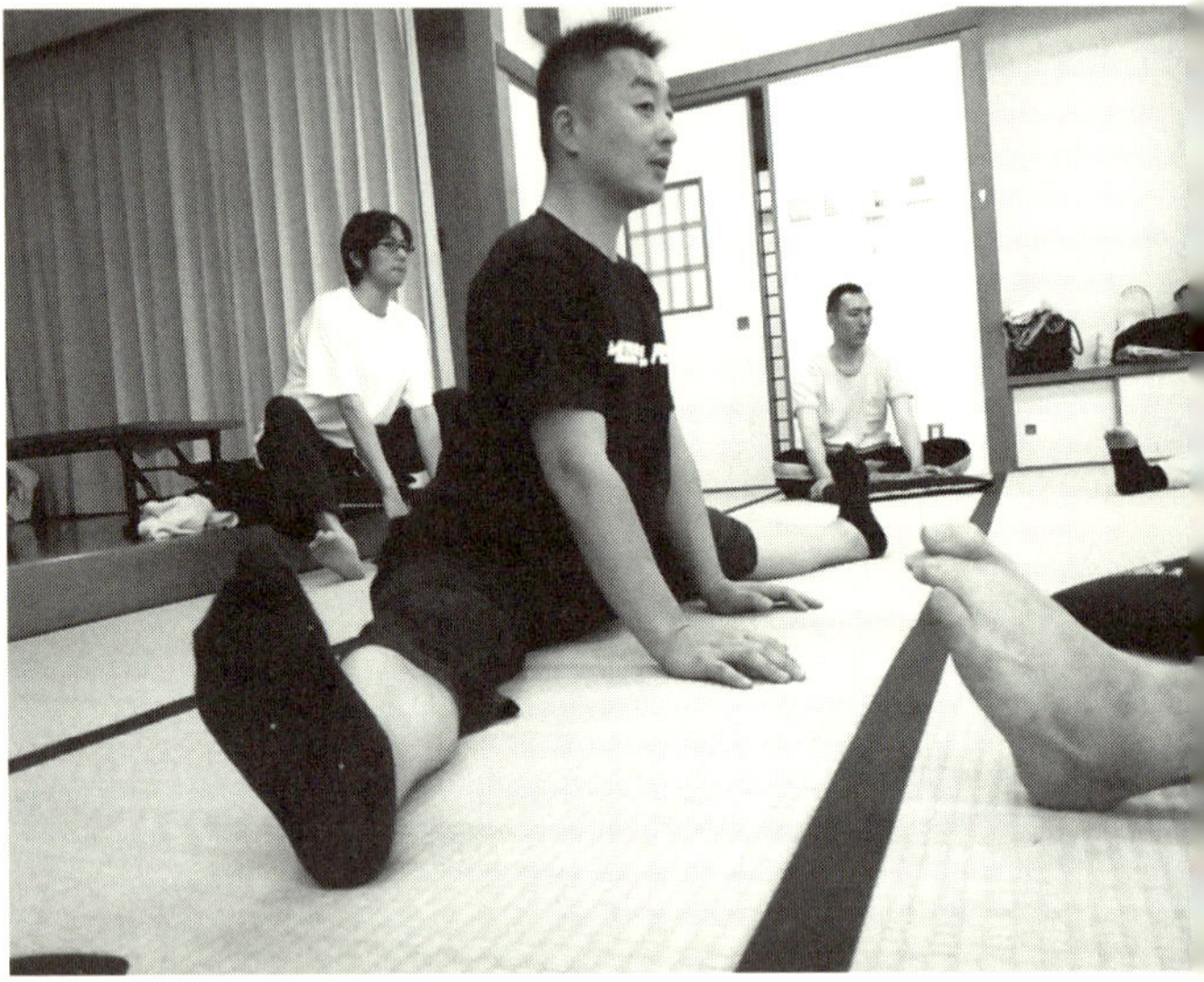

「骨盤おこし」で身体が目覚める

1日3分、驚異の「割り」メソッド

目次

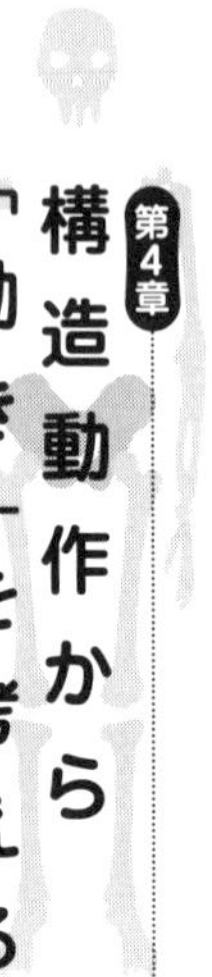

第4章 構造動作から「動き」を考える

「骨盤おこし」で身体が目覚める

1日3分、驚異の「割り」メソッド

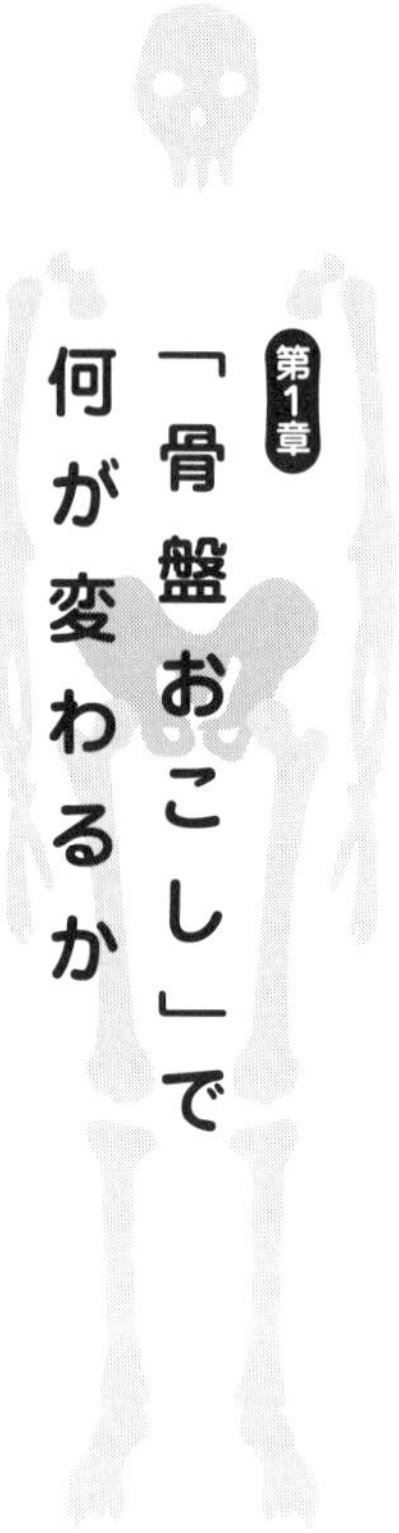

第1章 「骨盤おこし」で何が変わるか

1 身体は「思い込み」でできている

最初は解剖と筋肉の研究からこの道に入った、ということを冒頭にお話ししましたが、一つ忘れられないエピソードがあります。

ある背中の曲がった小さなおじいさんがいらっしゃいました。生前は「おじいさんも小さくなってしまって」「背中が曲がってしまったんだね」と親戚で話していました。しかし、その方が亡くなった時、布団に寝かされているのを見て、皆が驚きました。なんと、背中がまっすぐな大男になっていたのです！

また解剖の研究室に行っても、遺体の方々はご高齢の方ばかりです。しかも皆、身体がまっすぐできちんとしている。最初は理由がよくわからないので「なぜ背骨の曲がっている人がいないのだろう」と本気で不思議に思っていました。皆さん姿勢のよい人だったのかな、と。

何が起こっていたのかというと、意識・無意識的に身体にかけていた余計な力がなくなり、筋肉の縮みが解消されたのです。それで真っ直ぐに戻ることができた。おそらく、どの方も同じだと思いますが、背中や腰が曲がっている方は、亡くなられると一度弛緩《しかん》して、それから死後硬直がはじまり、そのかたちで棺に収められます。

つまり、生きているときは、自分の意識・無意識の入力によって、身体の使い方、姿勢を保っているわけです。「思い込み」が身体を作っている。

腰や身体が曲がってしまうのは、あまり良いことだとは思えません。しかし、悪い方向に保つことができるのであれば、意識的にトレーニングすることで、その入力を良い方向に切り換えていくこともできる。そして、いまよりも良い状態にすることも可能なのだ、と気がつきました。

正しいポジションの入力をきちんと行うことで、年齢を問わずに、身体の改善は可能になります。それが「構造動作理論」なのです。

さて、皆さん「骨が曲がっている」と思われていますが、これも思い込みです。骨は曲がっていません。自分の意識が身体を曲げているのです。もちろん重心による負担をものすごくかけている箇所は確かに変形しますが、腰が曲がってしまうほど骨は変形しません。解剖の研究室で股関節や膝関節が変形したとされる人の関節面を見て回りましたが、どれも青白くて、貝を開いたときの真珠のようにきれいなものでした。いくつかは少し変形しているかなと目で確認できるものもありましたが、「明らかに変形した」というほどの人はおりませんでした。それ以来、「変形性関節炎」という言葉自体も疑っています。

2 骨盤を「立てる」ということ

構造動作理論におけるトレーニング（以降、構造動作トレーニングと呼びます）で一番大事なことは「骨盤立位」です。もうこれに尽きるといっても過言ではありません。

いま、多くの日本人の骨盤が寝ています。骨盤が寝ていると猫背になり、バランスが悪い状態になり、結果的に「運動」（これについても後ほど説明します）において非常に不自然になったり、必要以上の筋力を使わなくてはならず、とても効率が悪くなってしまいます。また骨盤が寝ていることで、必要以上に身体のあちこちの血管を圧迫し、健康にも悪影響を及ぼします。

ですから、なによりもまず「骨盤立位」つまり骨盤を立てましょう。

ただし、「腰椎伸展《ようついしんてん》」つまり腰椎を反らせてしまってはいけません。

「骨盤立位」とは骨盤を立たせた状態（写真4-1）。

「腰椎伸展」とは腰椎を反らせた状態（写真4-2）。

これらの区別は、見た目には難しいかもしれません。

　スタイルのいい欧米人を日本人が真似るとき、多くの人は腰椎を伸展してしまいます。それと、骨盤を立てることを区別するのが難しいからです。

　しかし、明確な判断材料はあります。

　腰の力感、腰の緊張感など、腰に違和感を覚えたらそれは「腰椎伸展」だと考えてかまいま

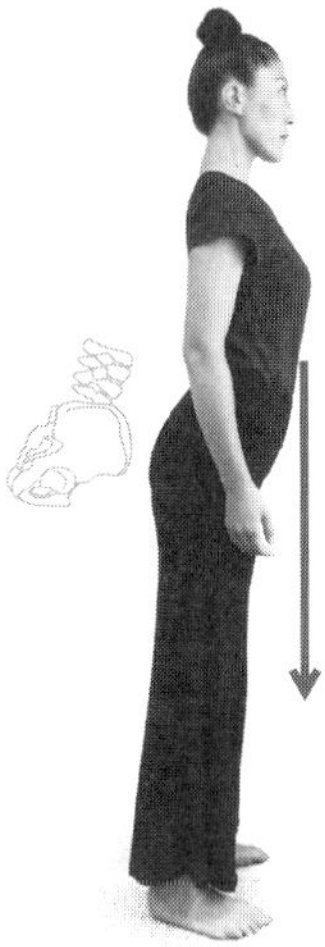

4-1 : 骨盤を立たせる。
重心が前にきているのがわかる

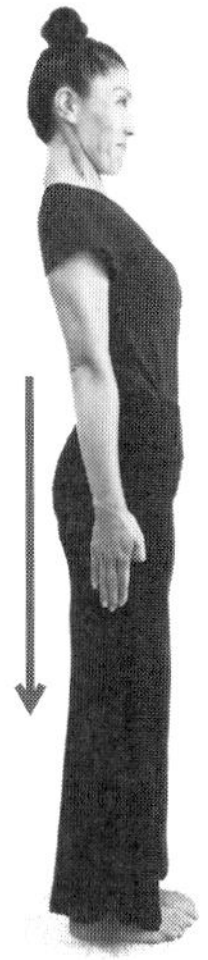

4-2 : 腰をそらせた状態。
重心が後ろにきた「気をつけ」の姿勢

せん。腰椎椎間板《ついかんばん》ヘルニア、脊柱間狭窄症《せきちゅうかんきょうさくしょう》、ギックリ腰などの腰の問題は腰椎伸展が原因で起こります。つまり、腰椎を動かしすぎていることが根本理由にあるのです。

人間の骨格構造に適した姿勢ならば腰に痛みや違和感、力感、緊張感はおこりません。

これからご紹介していく構造動作トレーニングでは、皆さんのイメージされていることとは反対に「腰で動きすぎないこと」を訓練していきます。

セミナー、講座、プライベートレッスンでは何度も、繰り返し説明していることですが、腰に起こっている症状に問題があると思い違いをしていると、問題は解決しません。「思い込み」自体が問題なのです。ですから、骨盤立位と腰椎伸展の区別がつかないうちは、腰の感覚を頼りに自身の感覚を磨くことが必要です。

そして、「骨盤立位」と「腰椎伸展」の区別がつくようになったら「重心の位置」を考えてみましょう。「腰椎伸展」で動くことが、いかに効率の悪い身体の動かし方か、ということに気づくはずです。

運動とは重心を移動させることです。

しかし、「腰椎伸展」では重心を後ろに残したまま、筋力運動を頼りに動くしかありません。重心の移動がない筋力運動は、筋肉を疲労させ酷使し、身体にさまざまな問題を起こしてしまいます。

問題解決と共に、動き、動作方法の快適化を求めてください。数回のトレーニングで「骨盤立位」と「腰椎伸展」の二つの区別がつかなくても、諦めないでチャレンジしてください。もちろん数回で区別がつく人もおりますし、三年かかって区別がついた人もいます。

諦めなければ必ず身体は目覚めてくれるのです。

3 なぜ骨盤が後傾しているか

よくセミナーの参加者から「日本には骨盤が後傾している人が多いと先生は指摘されますが、それはなぜでしょうか」と質問を受けます。「なぜだと思いますか?」と質問を投げ返すと、以下のような答えが返ってきます。たとえば、

・背もたれの椅子にもたれかかる習慣
・足を組む習慣
・深くしゃがむ習慣がなくなった
・ゲームばかりで身体を動かすことが少なくなった
・整備された環境に慣れすぎた
・シューズの機能が高性能になった

など、実にさまざまです。どれも、なるほどと思えます。

それらに対して私は最近、精神面のことを考えるようになりました。

「日本人の中には精神的な不安が強くあるのではないか」

簡単に言うと、

「失敗」

「転ぶ」

「倒れる」

これらの「怯《おび》え」「不安」「恐怖」が、前に出ることをためらい、後ろで構えてしまう形（骨盤後傾）を作っているのではないか、そう考えたのです。

私も子供のとき「期待されること」や「人前で話すこと」が嫌でした。いま思えば「失敗することの不安」があったのでしょう。

「平均点」「赤点ライン」をクリア、普通にそこそこできればいい……。前に出ることをためらい後ろで構える子供。

結果、骨盤は後傾し身体は固まっていきました。

骨盤が後傾すると重心は後ろ（後重心）になります。

前に移動するはずの重心が後ろに残っていては、身体が思うように動きません。

運動は成立しないのです。

運動とは、物が動くこと。物体が時間の経過とともに空間的位置を変えること、です。

運動が成立しないと、消極的になり活発に行動できなくなる。行動とは、あることを目的として、実際に何かをすることです。心理学では、外部から観察可能な人間や動物の反応をいいます。

日本の社会、文化、教育、環境などのいくつかの要素が関連し合い、骨盤が後傾する理由を作っているのだと考えています。

もう一つ、「私の骨盤はどれくらいで、元に戻りますか?」という質問も多数受けます。物なら簡単に矯正できても、人はそういうわけにはいきません。

人それぞれの背景があっての「骨盤後傾」姿勢です。

私の場合は、地道に骨盤おこしトレーニング（構造動作理論）を続けて骨盤が立ちました。地道に続けることが、精神面では「自信」になり、肉体面では「可能性」を見出せるようになりました。

私は骨盤の矯正をしません。

他動的に変わるものと変わらないものがあるからです。

トレーニングを地道に続けることが一番だと思います。

「自信」と「可能性」は精神的な不安を打ち消す。

「失敗」が怖くなくなる。

でも……失敗は嫌ですね。ただし私は人の何倍も失敗してます……。失敗続きでも、最後に成功したら、それは失敗でなくなります。

もし、「転ぶ」ことが不安なら転ぶ練習をすればいい。武道や武術の受身《うけみ》です。前方回転受身の練習をすればいい。

もし、「倒れる」ことが不安なら倒れる練習をすればいい。

運動が成立するように重心を通してあげることが何よりも大切なのです。

4 運動するためには骨盤をおこす必要がある

先ほどもお話ししましたが、「運動とは重心の移動のこと」なのです。重心を運ぶ役割をするのが関節で、骨格位置を調整するのが骨格筋（筋肉）、身体を支えるのが骨ということになります。

しかし、今の日本においては生活様式の変更（欧米化）などが影響し、日本人本来の姿勢を崩してしまっている人がほとんどだと言えます。

そのため、骨格位置の崩れとともに重心は後ろに固定され、固定された重心を背負うがごとく骨格筋（筋肉）を駆使し、身体を支えることも動かすことも骨格筋（筋肉）まかせになっています。

もはや、多くの人の認識では「運動とは力任せの筋肉運動のことである」と誤解（思い込み）されているように思われます。

この誤解（思い込み）によって、崩れた骨格位置が内臓器を圧迫し、酷使された骨格筋（筋肉）が疲労し、さまざまな「痛み」や「病」の問題、スポーツ選手の「動作」の問題に直面しているのです。

構造動作トレーニングは、動作の誤解（思い込み）を生む潜在的な意識を改革することで、外面の姿勢だけでなく内面の姿勢をも修正するトレーニングです。

もっと、シンプルに運動と向き合うことができるのなら、いま直面しているさまざまな問題は解決するはずです。


さて、思い込みを遡って考えてみましょう。

人間の骨格構造に適した姿勢・構えを築くことで、定位置に収まった身体の各器官はそれぞれの役割をこなすことができます。


骨は身体を支え、筋肉は骨格を調整し、関節は重心を運ぶ。

これが本来のそれぞれの器官の役割なのです。

身体の外部環境に対するさまざまな働きかけは、骨格筋（筋肉）を働かせることによって行われています。

皆さんもご存じの通り、骨格筋の収縮が適切に起こることによって、呼吸したり、歩いたり、走ったり、姿勢を維持したりというような比較的大きな運動から、言語、表情、細かな手の動作などの複雑な運動までも可能となっています。

しかし、一般的なスポーツを行う際には、人々は各器官のそれぞれの役割を筋肉に肩代わりさせており、骨格筋の収縮が適切に起こっていません。筋肉で身体を支え、筋肉で骨格を調整し、筋肉で四肢を動かしていると、本来の役割分担が実行されない組織は動きにくく、また壊れやすくなります。

ちょっと難しい話になりますが、骨格筋は意思運動をつかさどる随意筋《ずいいきん》です。

α運動神経線維《うんどうしんけいせんい》の支配を受け、そこに発生した活動電位《かつどうでんい》（興奮）によって収縮していきます。

一般に骨格筋の収縮による運動を随意運動と呼んでいます。随意運動の中枢は大脳皮質から脊髄《せきずい》に至るあらゆるレベルに存在しています。

随意運動が発現するまでの過程は、次のように考えられています。ある目的で運動が意図されると、関係する筋群がいかなる空間、時間的パターンで活動すべきかの計画がつくられます。このプログラムをつくる作業は、大脳連合野、大脳運動野、基底核、新小脳、視床をめぐる神経回路によって行われており、作られたプログラムは運動指令の信号に変換されて皮質連合野から出力し、脳幹、脊髄の神経回路に作用して最終的に運動神経線維を興奮させて運動を実現していきます。

しごく簡単に言ってしまうと、スポーツなどで使われる筋肉は、脳からの指令で収縮している、ということです。だからこそ「思い込み」を解く必要があるのです。

5 運動には「重心」が大切

運動の定義を説明しましたが、そこにおいては重心の位置が問題になることがおわかりいただけると思います。骨盤の位置を見てみましょう。骨盤を後傾させている人は、ほとんどがお尻に体重がのり、後ろ重心になってしまいます。立ち姿を見ても、踵《かかと》に重心が

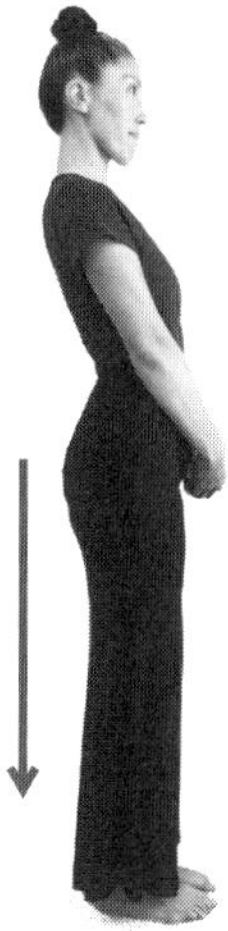

4-3：一見姿勢がよいが、腰に負担がかかっている

残ってしまっています（写真4‐3）。

しかし、骨盤を立たせると、重心がお尻ではなく、もっと前に移動します（写真4‐1）。

一度、何人かの人を並べて、耳や肩のラインを揃えてもらって、人の姿勢をチェックしたことがあります。でも皆さん姿勢が違う。ラインで揃えるのであれば、本来同じような姿勢になるはずです。でも、重心の位置も後ろ気味になってしまう。

そこで骨盤を立たせてもらうと、均等にお腹の辺りに重心が落ちてきました。

一輪車の話を最初にしましたが、その時も上手な人がターンをすると、それがスピンになりました。中心軸とか正中線《せいちゅうせん》などといった言葉はよく聞かれますが、「重心線《じゅうしんせん》」のようなものが、骨盤をおこして（立位）、重心の位置を定めると自然と定まります。

構造動作理論では、「幼児の身体」（次頁写真参照）を理想としているのですが、幼児を見ていると頭が大きくて、お腹の下辺りに重心線が通っているのがわかります。

幼児体型はあまりよいイメージがないようですが、東洋医学を勉強しているとき、たまたま内臓について描かれた中国の古い人体図を見ることがありました。すると皆さんお腹がぽっこりしています。いま私たちが思い描く身体の理想系である「すらっとした人」は一人もでてきません。

それで、自分の子供のお腹を見てみるとやっぱりぽっこりしている。実際に骨盤立位にして内臓のスペースをきちんとつくると、お腹がぽっこりしてきます。

ですから、あまりブルース・リーのような、腹筋を収縮させたカニ腹は、健康にはよいとは思えません。内臓のスペースが狭くなってしまうからです。

またお腹を膨らましますと、重心も前に移動する。健康にもよくて、重心の移動もできる。これは一石二鳥です。

サッカーのマラドーナやバスケットボールのマイケル・ジョーダンの神業プレイをイメージしてもらうとよくわかると思いますが、凄いプレーのときには重心の位置がものすごく前になっています。前に重心を持っていかなければ良いパフォーマンスは成し遂げられないのです。

ですから、お腹を凹ませず、前に重心を取ることで「運動」を行う必要があるのです。

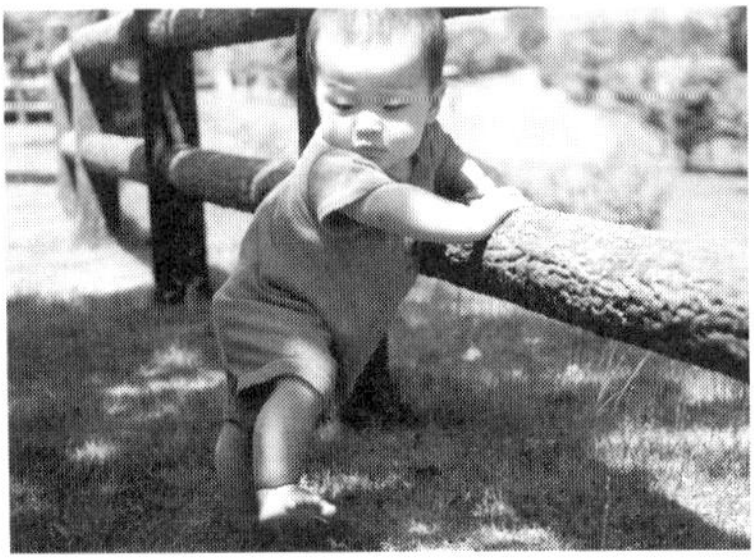

骨盤がおき、お腹の下に重心線が通っている。また右足が外旋し、背屈している。進行方向に対して膝と足首の向きが揃っているのがわかる

6 重心をどうやって移動させるか

構造動作理論における最も重要なトレーニングに「股割り」（やり方は七八頁～を参照）があります。やり方や効果・ポイントについては後ほど詳細を解説いたしますが、そのトレーニングにおいて足の動きに注目してもらいたいと思います。

股割りの際の足の動きとしては、外転《がいてん》（外に開く）・外旋《がいせん》（外に回す）・屈曲《くっきょく》（曲げる）というのが一つのセットになっています。

逆に、スポーツや日常動作において動き・重心の移動が苦手な人は、内転《ないてん》（内に閉じる）・内旋《ないせん》（内に回す）・伸展《しんてん》（伸ばす）をワンセットとしています。

重心は、外転・外旋・屈曲した方向に移動します。でも、重心を移動させることができない人、つまり骨盤が後傾して重心が固定化している状態の人というのは、股関節が動かないので、重心が移動していきません。

骨盤が立ち、股関節が動く位置にある人は、膝を屈曲させて、外旋すると素直に小指側に重心を移動できます。

一方、重心を固定して身体を動かそうとすると、どうしても筋肉に頼らなくてはなりません。するとどこかで踏ん張る必要がでてきます。後ろ重心なので足を内転・内旋・伸展させて、拇指球《ぼしきゅう》（足の親指）で蹴り出して進む必要があります。拇指球で踏ん張ることで、筋肉疲労が蓄積しますし、膝が伸びきっているので、衝撃を吸収することができず、膝を壊す要因にもなってきます。何より、スムーズに動き出せないことが競技においては圧倒的に不利になってしまいます。

もう少し身体の構造を説明しますと、外旋の方向には、身体はどこまでも進むことができます。単純に言えばいくらでもその方向に動かすことができる。

腕を内旋（内側にひねる）させると、あるところでそれ以上どうやっても回らなくなるポジションに入ってしまいます。しかし、外旋させた場合は、肩を脱臼しそうになるまで回せます。脱臼を無視すれば、どこまででも回すことができるのです。脱臼する＝外れるということは、その方向に運動することが可能である、ということなのです。

肩だけではなく股関節も同様で、脱臼してどこまでも動かすことができます。

つまり、動きの方向性としては、外旋方向へ向けていくことが身体の設計上意図されているように思われます。

7 動ける身体をつくる

構造動作トレーニングは、いまより楽に動ける身体になることと同時に、本当の意味で動ける身体の実現を目指します。

ここでいう「動ける身体」とは「重心のスムーズな移動によって動く身体」ということです。重心のスムーズな移動は、「自然な骨格のポジション」によってもたらされます。

運動とは物が動くこと。物体が時間の経過とともに空間的位置を変えること。

運動とは重心の移動である、ということをお話ししてきました。

ここで「重心」についてですが、それは、

「物体の各部に働く重力をただ一つの力で代表させるとき、それが作用する点」

と定義することができます。

人間の運動は筋肉運動エネルギーがすべてではありません。

筋肉によって運動を行ってしまうと、

「筋肉運動に任せきってしまった結果」→「筋疲労」→「関節可動域制限」→「運動能力低下」→「スポーツ障害・不定愁訴」

という悪循環に陥ってしまうのです。

では、どのようにトレーニングすればよいのでしょうか？

❶ 骨盤を立てる

骨盤とは、股関節と背骨の間にある、大きな骨のかたまりです。

骨盤は両側の寛骨《かんこつ》、仙骨《せんこつ》および尾骨《びこつ》からなっており、寛骨は恥骨《ちこつ》、腸骨《ちょうこつ》、坐骨《ざこつ》の三つの部分からできています。

トレーニングは、正しい骨盤のポジション作りを例にして、重心移動により股関節を介した骨盤の運動（「骨盤おこし」トレーニング）を実践するのが理解しやすいでしょう。

骨盤のポジションには、大きく分けて三つの状態があります。立位（写真1）、後傾（写真2）、前傾（写真5）です。「骨盤後傾」とは、人体を真横から見たときに、後方（背中側）に向けて傾いた状態のことを言います。椅子に座ったときに座面に坐骨結節がくると、骨盤が後傾していることになります。

逆に、前方に向けて傾いた状態が「骨盤前傾」です。椅子に座ったときには坐骨結節が上にきます。

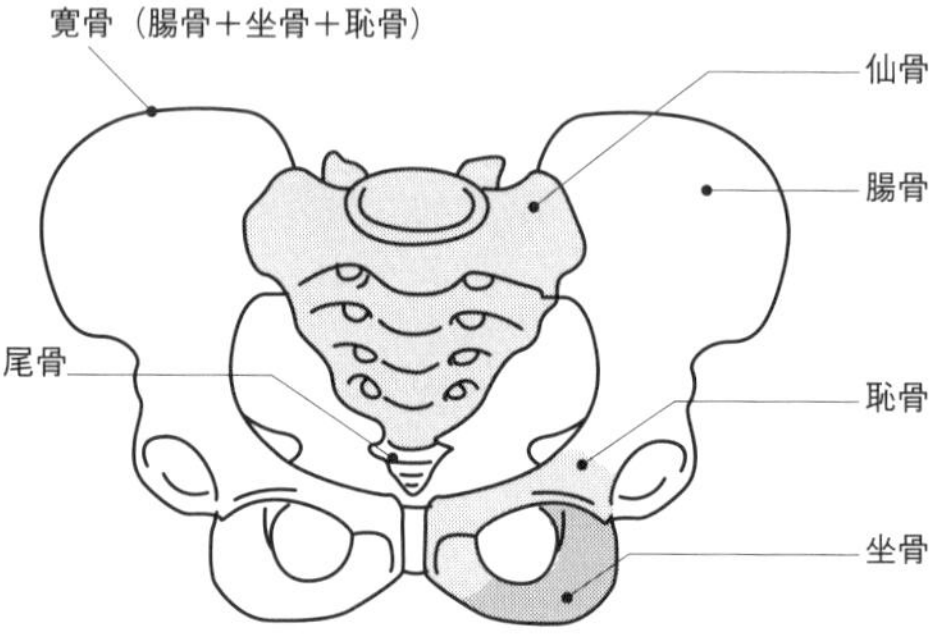

その中間に位置する「骨盤立位」が、ポジションの基準となります。椅子に座ったときには坐骨結節が後ろにきます。

少なくとも、「立位」以上に骨盤が前傾することで、はじめて股関節は正しく動き始めます。つまり、重心がスムーズに移動する骨格のポジションなのです。しかし、「骨盤立位」はなかなか理解しにくく、多くの人は自分の骨盤が後傾していることを自覚できません。そこで構造動作トレーニングでは、自分の骨盤が起きたポジションと、その確認の仕方を学びます。

先ほどお話したとおり、欧米人のようなヒップラインをまねて骨盤を起こそうとして腰で反ってしまう（腰椎伸展）人が多いのも実状です。そうなると、股関節をフリーにするど

1：骨盤立位

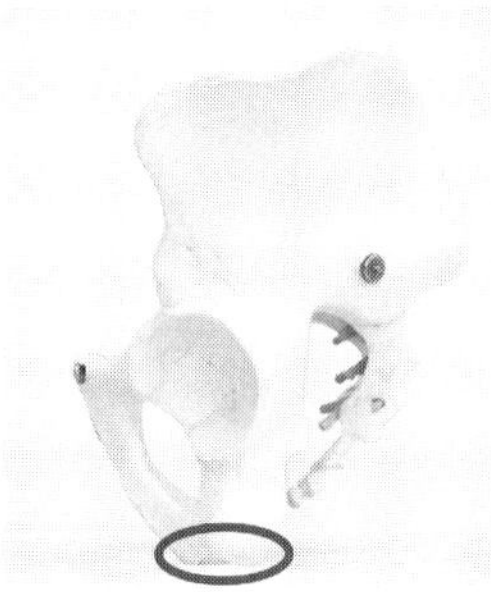

2：骨盤後傾

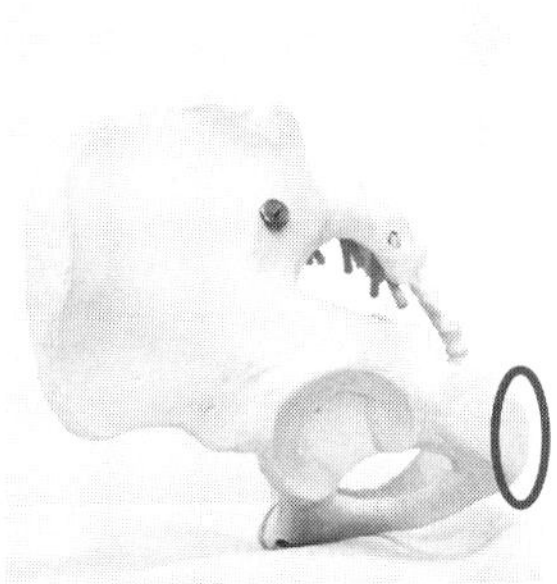

5：骨盤前傾

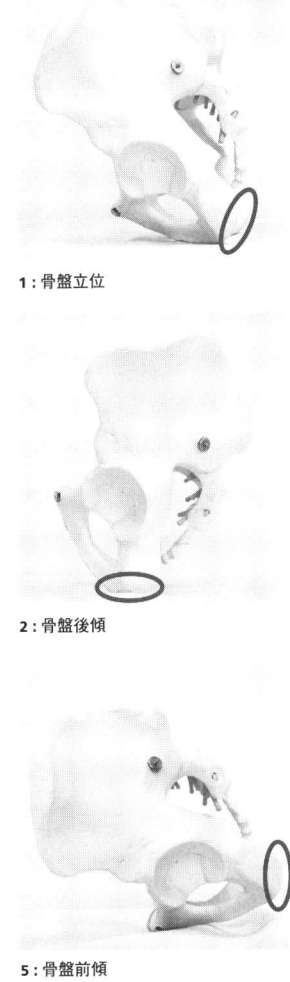

囲った箇所が坐骨結節

ころかロックをかけてしまい、さらには腰椎に過度の負担がかかり腰痛を発症する人もいます。

骨盤の立位操作は股関節を曲げる操作（屈曲）で行います。しかし、骨盤後傾での腰（腰椎）の動きに慣れてしまった人たちにとって、このシンプルな操作は非常に難しいものとなります。

❷骨格のポジションを学ぶ

また、重心を移動させる役割を担うのが関節です。そのため、各関節のスムーズな動きと連動が必要となります。各関節が動ける、全身の自然な骨格位置（ポジション）を学びます。「骨盤立位」も、全身における「ポジション」の一部です。

❸運動の方向性

次に、「運動の方向性」を学びます。先に説明した「外転・外旋・屈曲」の方向に動けるように。いくらポジションを正しても、運動の方向を間違えては関節の動きを制限してしまうからです。運動の方向性を知ることが、効率良い重心の移動につながります。

❹全身の連動と反射を身につける

そして全身の連動と、そのトレーニング法を学びます。ボディ（胴体）は全身の密接な関わり合いによって形作られます。

たとえば骨盤が後傾していると、それに合わせるようにして、猫背のボディが形成されていきます。そのため骨盤立位のポジションを知っただけでは、ボディはひどく前傾した状態で取り残されてしまいます。

連動は「反射《はんしゃ》」によっておこります（特に重要なのは連動伸張反射。詳細は五五頁〜）。反射によって身体が動けば筋肉を意識的に使う必要はなく、疲労も最小限に抑えられて、非常に効率のよい動きを生み出すことができます。踏ん張ったり、力んだりする必要はありません。

そこで、全身の連動を意識しつつ、身体構造に適ったボディを作るさまざまなトレーニングを行う必要があります。

重要なものに三大「割り」トレーニングと呼ばれている「腰割り」「胸割り」「股割り」があります。これらは骨格のポジションを適正にしながら、正しい方向に身体を向ける「運動」になっています。第2章でこの「割り」について解説いたします。

全身の連動は頭（頸椎）、肩（鎖骨、肩甲骨）、胸（胸椎）、腕、肘、膝、指（手の指）、脛、趾（あしゆび＝足指）など、四肢にまで及んでいるのでそれぞれについて学ぶ必要があります。第3章では、この身体全体の細かい構造について順番に説明していきます。各トレーニングは根気よく続けることが求められますが、その過程のさまざまな場面で、自分の身体と動きの変化を実感することができるでしょう。

❺全身を束ねる構造動作の基本ポーズ

全身を連動させるために、これから説明していくトレーニングにおいて動作を行う前に行っていただきたい一連のポーズを先にご紹介しておきたいと思います。

このポーズは、すべての構造動作トレーニングに共通です。トレーニングの説明の際に特に明記していなくても、必ず行うようにしてください。このポーズを取ってからトレーニングするのと、ポーズを取らないでトレーニングするのと、どう違うのか、実際に行って試してみていただいても良いと思います。

もちろん、構造動作トレーニングだけではなく、スポーツ競技の前に、PC作業の前に、楽器の演奏の前に、あるいは日常生活の動作の中で、この基本ポーズを行って身体の調整をしていただければ、それぞれに効果が出てくるでしょう。

【構造動作基本ポーズ】

・腕を上げて、肩を落としながら、ポジションを取る。

①両手を高く上げる（写真6―1）。
力こぶが正面を向くポジションで身体の側面につけた両腕を、身体の前を通して高くあげます。
②両手をゆっくり水平になるまで降ろす（写真6―2）。
高くあげた腕を身体の横側へと降ろします。このとき力こぶ（上腕二頭筋）が上に向くようにし、肘を軽く曲げます。手のひらは内側を向いています。
③前腕を腕橈関節から回内する（写真6―3）。
手のひらだけを外側に向けます。このとき力こぶが一緒に内旋しないように、写真のように上

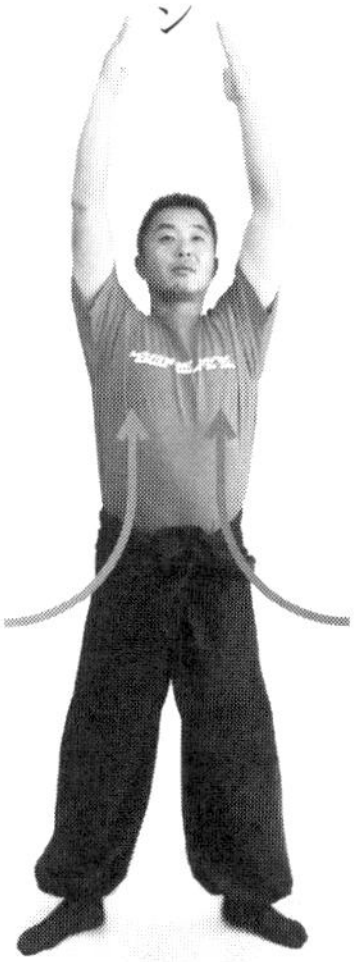

6-1：腕を上げる

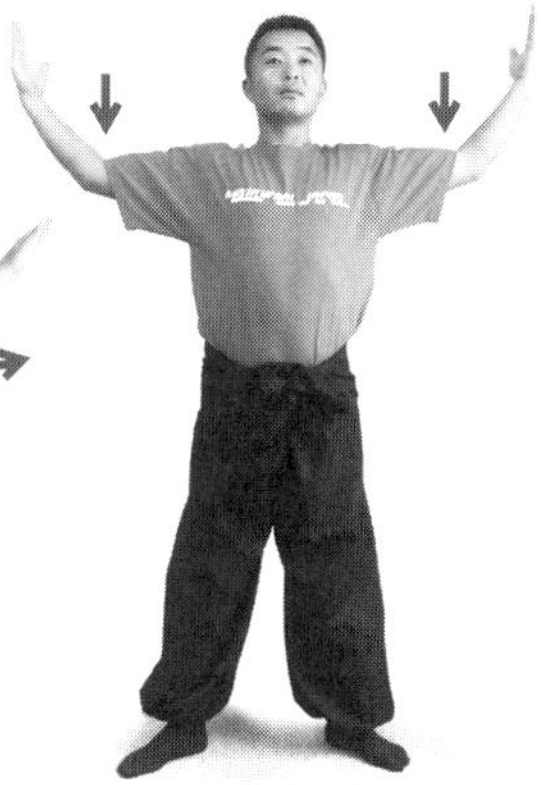

6-2：ひじを落とす

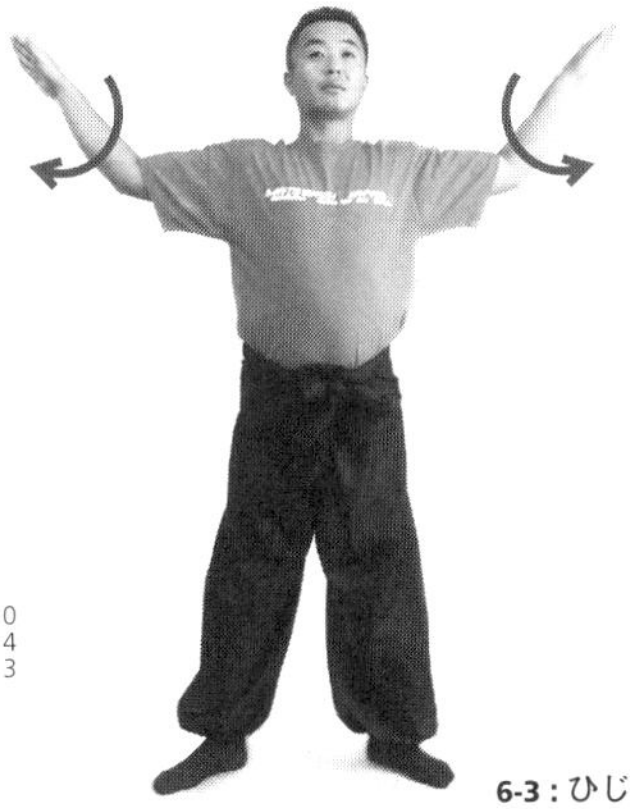

6-3：ひじの位置を変えずに
手のひらを外に

腕のポジションをキープさせてください。

④外に向けた手のひらで水をかき集めるように腕を回し（写真6―4）、身体の前に持ってくる（写真6―5）。

・プッシュアップ（一〇二頁）や片足立ち（一五六頁）で床や壁に手をつく場合は、小さく前へ倣えの位置に（写真6―6）。

・股割りで床に手をつく場合は床に手を持って行く。

・構造動作理論による立位姿勢（正しい立ち方）をとる場合は、体幹の横に手を降ろす（写真6―7）。

この基本ポーズを取ることで上腕と前腕を定位置に収めるとともに、背中に必要な力をキープして、肩の余分な力を抜くことができます。さらに、骨盤立位にて腹圧《ふくあつ》をキープすることによって体幹《たいかん》がまと

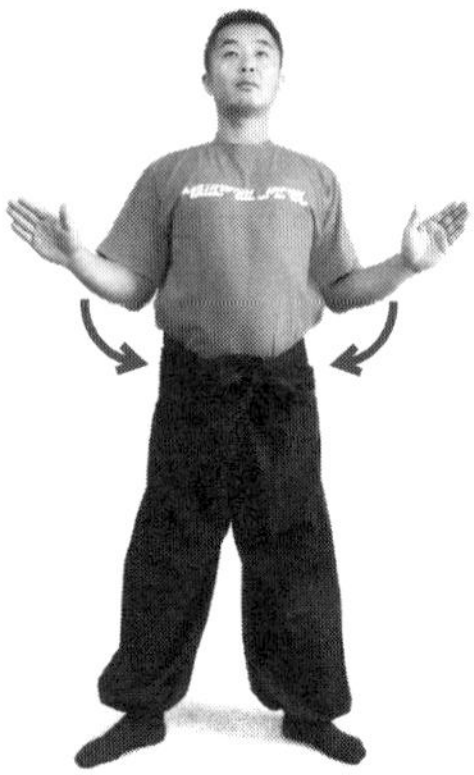

6-4：手のひらで水をすくうように

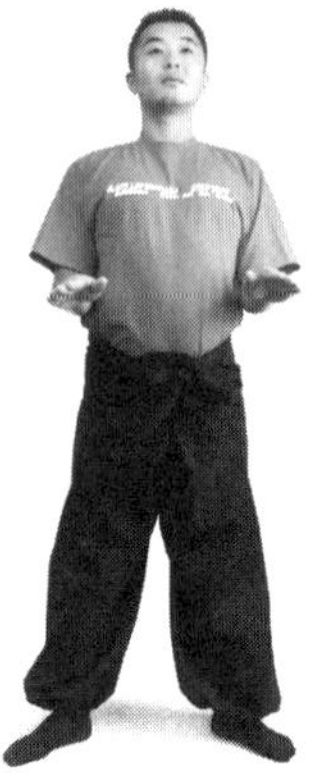

6-5：脇を締めたポジションに

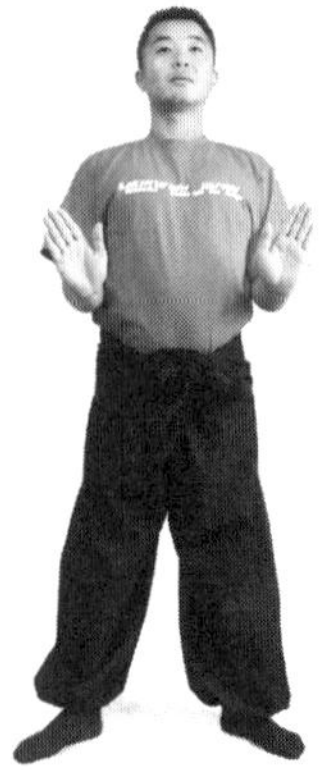

6-6：手首を曲げる（背屈）

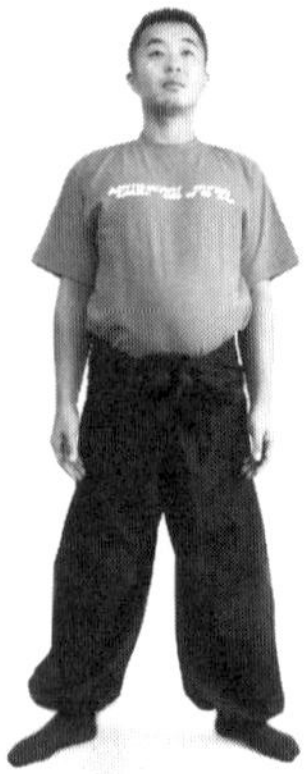

6-7：正しい立ち方

まります。

「体幹をまとめる」ということは、四肢が胴体に接続し、四肢が胴体から動く「体幹」をつくるということです。胸鎖関節《きょうさかんせつ》・股関節を可動させるためにも、腸腰筋《ちょうようきん》（俗にいうインナーマッスル）の働きを目覚めさせるためにも、これが重要な基本ポーズになります。

はじめのうちは動作に慣れないかもしれませんが、続けていけばすぐに覚えられます。さまざまな動作における準備運動として、ぜひ取り入れてみてください。

8 バランスとは何か——骨格バランスと筋力バランス

スムーズに動くためには、バランスが崩れていてはいけません。

身体のバランスのとり方には、「骨格バランス」と「筋力バランス」があります。

歩行や走行、各種動作は身体バランスの結集だと言えます。

健康のための動作も、競い合うための動作も、人間の骨格構造に適した姿勢・構えによる動作が望ましいでしょう。

大事なことは、身体を支えるのは骨、骨格位置を調整するのは筋肉ということです。

しかし、筋肉で身体を支え、筋肉で骨格位置を調整しようとしているスポーツ選手が多く、彼らは怪我に泣いています。

ですから、本当に必要なバランストレーニングは「筋力バランス」ではなく「骨格バランス」なのです。

私自身も「バランス」を知るため、究極のバランストレーニングだと考えていた一輪車に挑戦した時期があります。その時はまったく乗れる気がせず、一輪車を前に途方に暮れたものでした。それでも、なんとか乗れるようになりましたが、筋肉はパンパン、筋疲労、筋肉痛と大変な状態に陥ってしまいました。

日本の一輪車競技は、世界選手権でも総合優勝する若者などもいて、とてもレベルが高いのです。しかし、興味をもって調べていくうちに、同じ世界レベルでも「バランスの質」があることに気がつきました。そこで私は、解剖学の基本に戻って「バランスの質」を見極めることにしたのです。そして、そのことがきっかけで現在の構造動作トレーニングに至っています。

当時の世界レベルの選手を観察して二つの「バランスの質」があることに気がつきました。それは「筋力バランス」(力でバランスを取る)と「骨格バランス」(骨格でバランスを取る)の二つです。そして、その高度なレベルでも主流は「筋力バランス」だったのです。

バランスを保って一輪車を上手く操ることができても「筋力バランス」で整えていては力み・踏ん張りが生じるので怪我や故障が耐えません。現に「筋力バランス」で漕いでいる選手はテーピングやサポーターを付けているので、一目瞭然でした。また、筋肉は疲労しやすくパフォーマンスにも波がでてきてしまいます。

ですから、本来なすべきバランストレーニングとは、怪我や故障とは無縁で、パフォーマンスにも波がない「骨格バランス」トレーニングのことだったのです。

骨格バランスのトレーニングは骨で立つことからはじめます。

しかし、骨で立つことは容易ではありません。

そのため、構造動作トレーニングでは「座る」ことからはじめます（詳しくは六九頁参照）。

立位における骨盤、脊柱、頭蓋骨の位置関係を「座位」（座った状態）にて築いていきます。トレーニングでは、筋力の強いスポーツ選手ほど慎重性を有します。競技の歴史を刻み込んだ筋肉はさまざまな情報の塊ともいえるでしょう。また、個々が、それぞれの情報を主張し身体を先導しようとする、厄介な組織でもあります。

この「筋力バランス」から「骨格バランス」への切り替えは、組織のトップである選手（自身）の考え方から整理する必要があります。そして、骨格の位置関係を理解してもらい、身体を築き上げていくことになります。すると骨、筋肉、関節がそれぞれの役割を担い、身体は一つの組織として機能するように変化していきます。

私が構造動作トレーニングを提唱する理由のひとつに「筋力バランス」は「不摂生」、つまり健康に悪い、ということがあります。

そもそもスポーツは身体に悪い、というお医者さんもいらっしゃいますが、そうではなくて、私は運動の方法、つまり「骨格バランス」を考えてスポーツを行えば健全だと考えているのです。ただし、スポーツをするときだけ「骨格バランス」を考えていても容易にできることではないことは理解いただけると思います。

日常生活から「立つ」「座る」という構造動作トレーニングは欠かせないのです！

古武術研究家の中島章夫先生のお話では、武術はスポーツ競技と異なる身体の使い方をするそうです。

スポーツ競技では身体を前に運ぶのに地面を蹴り出しますが、武術では地面を蹴り出すことはありません。そして、余分な力を使わないように稽古するそうです。

武術を通じて己（自分自身）の中に何かを求めた結果、人間が備えている骨を身体の支えとし、骨格の位置調整を筋肉、重心移動を関節が行い、骨格構造に適した動作方法が受け継がれてきたのでしょう。このことは、まさに「骨格バランス」を養うことになります。

9 股関節（ヒップジョイント）とは何か

股関節が重要だ、とよく言われています。
股関節が固い／柔らかい、股関節に乗る、股関節を動かす、などなど。

【股関節】：股関節（hip joint）は寛骨臼の月状面と大腿骨頭の間にできる臼状関節である。臼状関節は球関節のように自由度が高く運動性にすぐれている。関節窩は関節唇や寛骨臼横靭帯によって補われている。大腿骨頭は大腿骨頭靭帯を通る大腿骨頭動脈や内側・外側回旋動脈によって栄養されている。
股関節は人体でもっとも強靭な腸骨大腿靭帯をはじめ、大腿骨頭靭帯、輪帯、恥骨大腿靭帯、坐骨大腿靭帯で形成されている。

股関節は非常に多くの筋肉が協力し合ってできあがっています。

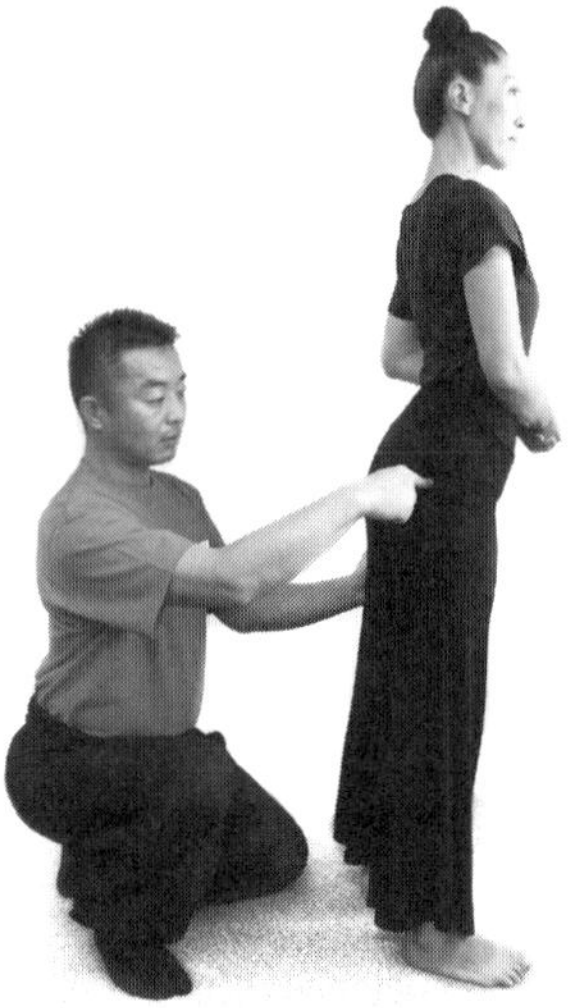

7：股関節はお尻のえくぼ

股関節の位置は、お尻のえくぼ（hip joint、**（写真7）**）で、ニュートラルポジションはつま先が末広がりの位置です。

股関節の開脚（外転・外旋）可動域は、およそ一六〇度～一七〇度。さらに、恥骨結合、仙腸関節による寛骨の可動が加わると一八〇度以上の開脚も可能になります。

股関節を使うための最大のポイントは、骨盤をおこすことです。骨盤立位になっていないと股関節は使えません。

股関節のトレーニングにおいては骨盤の幅を考慮することが大切になります（腸骨稜が大腿骨に引っかからないよう、左右大腿骨間隔を骨盤幅よりも広めに取る必要があるため）。

脚を開くと、外転・外旋筋が働き、脚を閉じると、内転・内旋筋が働きます。骨盤の幅よりも広く脚を開き、股関節が動く位置を意識しましょう。

開脚ストレッチで股関節に関係する筋肉を伸張（伸ばす）したり、筋力トレーニングで股関節に関係する筋肉を収縮（肥大）させても、股関節はスムーズに可動しません。つまり、見た目の柔軟性や強化は、必ずしも股関節がスムーズに動くことと一致しないのです。

構造動作理論では、「股関節がスムーズに動かないから上手く動けない、走れない、踊れない」と考えます。

10 ストレッチの問題点

ストレッチには問題があるのです。

それは何か。

伸展（伸ばす）というのは、内旋と同じでどこかで必ず止まります。それ以上動かなくなる。ストレッチというのは、もちろん伸展です。

先日もテコンドーを行っている方が治療院に見えました。テコンドーは練習前に念入りにストレッチをして、筋肉を伸張させてから練習します。開脚（股裂き）ストレッチをさせても非常に柔らかくべったりと床に着くことができます。しかし、股関節が動いていません。

それほど柔らかいのに怪我をして治療にやってくる。特に肘や膝などの関節の箇所が多い。どのような状態で怪我をするのか、と聞くと、倒れたときに肘を伸ばして逆関節になった、膝が内側に入って捻れてしまった、などなど。

伸ばすストレッチばかりしていると、どんな時にでも伸ばすように入力されてしまいます。足を床に着いたときに膝を伸ばしてしまうから、よけいに膝が入ってしまい、それ以上動かないところまで力がかかってしまって怪我をするということなのです。

伸展・内転・内旋のパターンを強めるために、そのパターンでの怪我が多くなっているわけです。捻挫《ねんざ》も同様ですね。

伸展で力を入れることは、非常に難しい。筋肉の出力においては収縮が必要です。ですから伸展で伸ばしてしまうと、収縮して動くという本来の関節のあり方で動かすことができなくなってしまいます。伸ばしてしまっているから、それ以上動けない。それで怪我をしてしまいます。

筋肉は伸ばすと縮みます（伸張反射）。

競技動作においてこの筋肉の特性は脊髄反射として無意識の瞬発的な動作として活躍します（連動伸張反射）。しかし、ストレッチにより筋肉が縮むことを押さえ込み筋肉を伸ばしきってしまうと、神経系の反応が鈍くなり瞬発的な動作が鈍ってしまうのです。

また、骨格筋が上手く収縮せず「力が弱いから筋トレしてます」「ポージングの時に足に力がはいりません」と選手やダンサーたちは訴えるのです。

選手たちは筋肉を伸ばせば柔らかくなり、股関節がスムーズに動くようになると思っている。

誤解です。

各関節がスムーズに動くようにするためには、関節・筋肉が存分に働く骨格のポジションを築かなければなりません。

運動に際し、神経系の鈍くなった力ない下半身では、もはや激しい競技に耐えられるだけの術がない。そして、今度は「力が弱い」と誤解してしまった選手たちはウェイトトレーニングにより筋肉を縮ませ（収縮）つづける。これは、「人間の運動」を「筋肉運動」と誤解したものです。筋肉は疲労しやすく、怪我をしやすく、またパフォーマンスを低下させて悪循環を作り出してしまうのです。

日本の武術などでは、いまでも準備体操をせずに、いきなり稽古をはじめるそうです。スポーツの場合も、軽く体操をするとか、動きを止めないように、重心が移動できるようにして身体を温めることを考える必要があると思います。

構造動作における股関節トレーニングとしての「股割り」は、開脚ストレッチではありません。

「股割り」という「運動」を通して、骨格バランスを整えて重心を取り、連動伸張反射《れんどうしんちょうはんしゃ》を養い、怪我をしない、スムーズな重心移動でムダなく動ける身体を作り上げていくことが、構造動作理論の目指すところなのです。

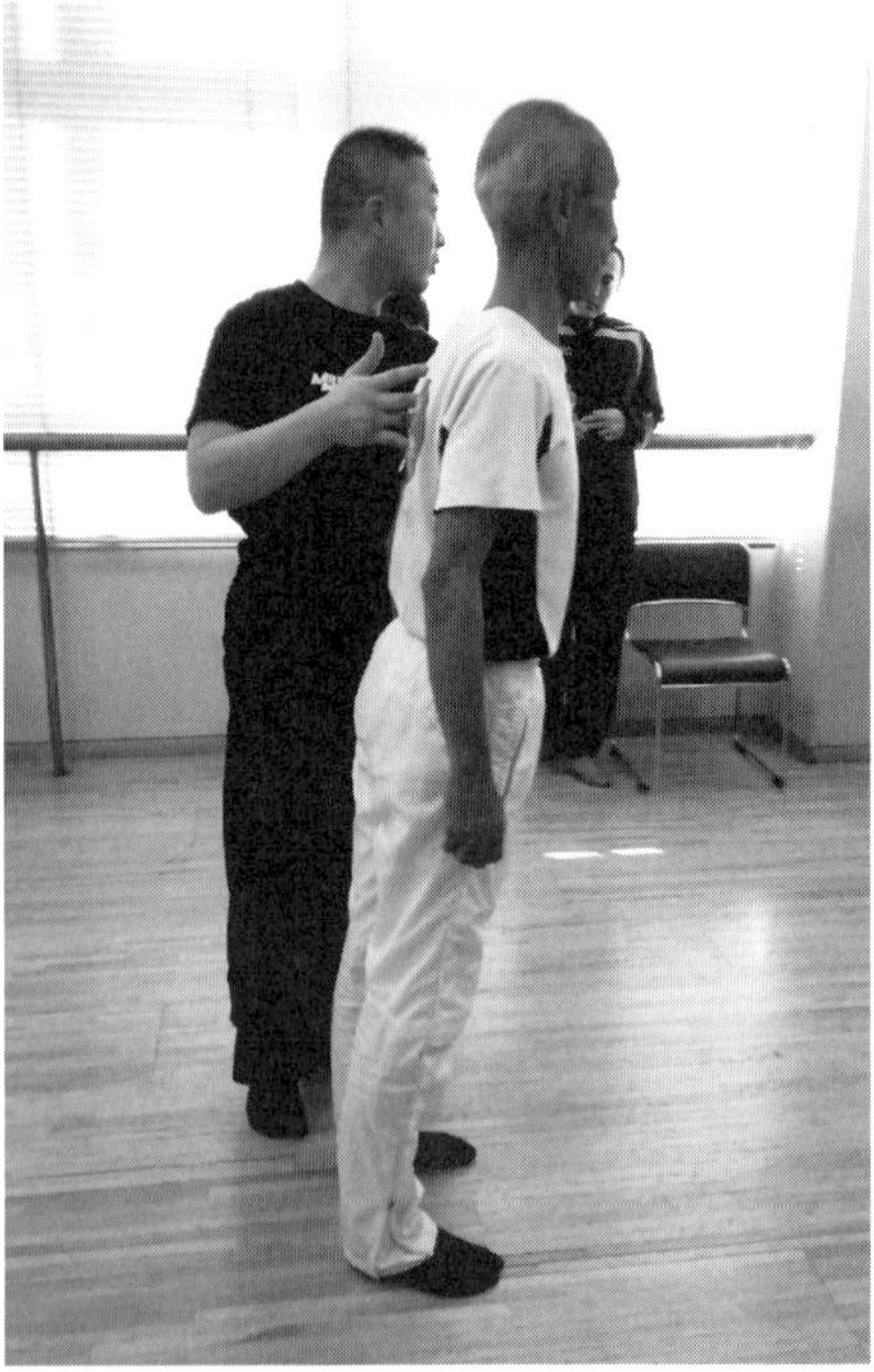

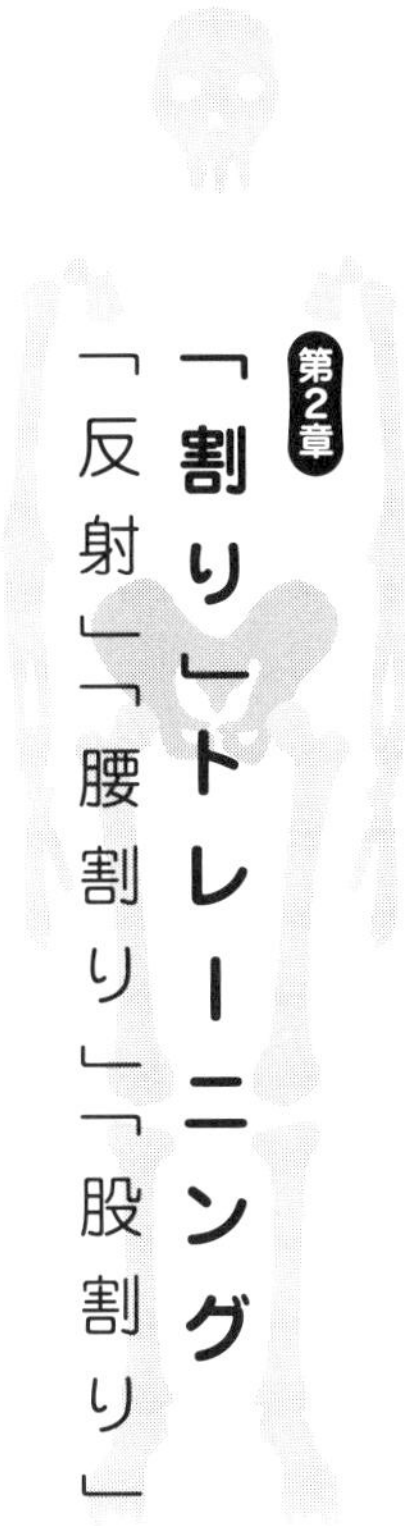

第2章 「割り」トレーニング 「反射」「腰割り」「股割り」

1 身体を連動させる——連動伸張反射

またまた難しそうな名前が出てきました。解剖用語や運動用語、筋肉や骨の名前というのは、一般には聞き慣れていないため少し難しく感じられるかもしれません。とはいえ、同じ箇所に言及することが多いので、一度部位と名前をつかめれば、ご理解いただけると思います。トレーニングに入る前に、身体の構造や機能について正確にイメージしてもらうために、最初のうちは少し我慢ください。内容としては、それほど複雑なお話ではありません。

伸張反射《しんちょうはんしゃ》とは「筋肉が伸ばされて（伸張）、これ以上はもう伸びません！　というところまでくると縮もう（収縮）とする働き」のことです。

脚気《かっけ》の検査で膝を叩く大腿四頭筋《だいたいしとうきん》（膝蓋腱反射）や下腿三頭筋《かたいさんとうきん》（アキレス腱反射）といった単筋の伸張反射が有名です。

しかし複数筋にも伸張反射があるのをご存じでしょうか。身体主要筋（大腿四頭筋、下腿三頭筋、ハムストリングス、腸腰筋など）や、複数筋の伸張反射を連動伸張反射（in-sync stretch reflex）といいます。

連動伸張反射は、大脳を経由することなく脊髄レベルで起こる刺激に対する無意識的、自動的反応です（in-syncは、同時に協調して、という意味です）。

筋肉は収縮をして力を出すので、筋肉を縮ませる（収縮）トレーニングが一般的ですが、これでは伸張反射を使える身体ができません。伸張反射を使うには、使えるポジションに身体を持っていくしかありません。

まず第一に「骨盤をおこす」ことができていなければ先に進むことはできません。

身体主要筋（大腿四頭筋、下腿三頭筋、ハムストリングス、腸腰筋など）を連動させて効率よく伸張反射を起こす動作ができたら、どれだけ身体の可能性が広がるでしょう。

2 連動伸張反射をトレーニングする

❶自重で伸ばして縮む

これは私が目標としている力の源です。

筋肉は収縮をして力を出すので、筋肉を縮ませるトレーニングが一般的です。

しかし、筋肉には伸張反射という機能を持ち合わせていることを忘れてはいけません。

もう一度繰り返しますが、伸張反射とは「筋肉が伸ばされて、これ以上はもう伸びません！　というところまでくると縮もう（収縮）とする働き」のことです。

「自重で伸ばして縮む」力の源は大腿四頭筋（膝蓋腱反射）や下腿三頭筋（アキレス腱反射）といった単筋の力ではなく、身体主要筋（大腿四頭筋、下腿三頭筋、ハムストリングス、腸腰筋など）の連動伸張反射の力のことをいいます。

❷自重で伸ばすには

物体が落下する力（重力）によって筋肉を伸ばす（伸張）。

つまり、自分の身体の重み（自重）を力にするということです。

筋肉を伸ばす（伸張）というとストレッチングをイメージされるか、あるいはあまりピンとこないかもしれません。

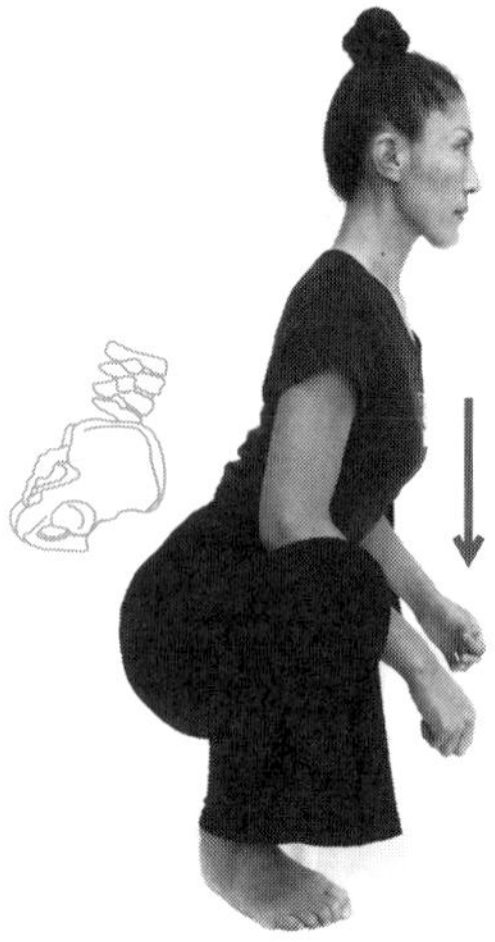

8-1：骨盤を立てて深くしゃがむ。重心は前

たとえば、和式の便所で深くしゃがむポーズ（股関節最大屈曲（写真8–1））をとってみてください。このとき伸張される筋肉は下腿三頭筋、大腿四頭筋、ハムストリングス、腸腰筋です。

多くの方はハムストリングスと腸腰筋の伸張がイメージできなかったのではないでしょうか。また、このポーズが苦手（踵がつかないなど）な方は、大腿四頭筋の伸張のみがおこっています。簡単な動作でも「自重で伸ばす」ことが難しいくらいに、私たちは普段、連動伸張反射機能を忘れているのです。

❸うさぎ跳び

現在、うさぎ跳びは膝に悪いからということで見かけなくなりました。実はうさぎ跳びが膝に悪いのではなく、運動方法に問題があるのです。

うさぎ跳びというと、うさぎが飛び跳ねる様子をイメージします。すると、足関節と膝関節を「伸展して」地面を蹴って飛び跳ねてしまう方が多いようです。

本来の運動方法は自重を落下させ（腹で股を割る）、伸張された筋肉が収縮する（連動伸張反射）ことで弾み上がります。

運動方法以前に深くしゃがむポーズ（股関節最大屈曲）が苦手の方が多いのです。

深くしゃがむポーズ（股関節最大屈曲、（写真8-1））が苦手ということは、連動伸張反射が苦手ということになります。深くしゃがむことができるからといって、必ずしも連動伸張反射が得意というわけではなく、深くしゃがめても腰が入っていない場合（写真8-2、8-3）もそうです。

「腰が入らない」とは骨盤が後傾しているポジションです。骨盤後傾ではハムストリングスの起始・停止（筋肉が骨にくっついているところ）が近づきますから、ハムストリングスは収縮してしまいます。

逆にその状態では、大腿四頭筋の伸張度合いは、すぐにでも収縮したいくらいに伸びていますので、連動伸張反射ではなく下腿三頭筋と大腿四頭筋、つまり足関節と膝関節を伸展して地面を蹴って飛び跳ね（うさぎ跳び）やすくなります。

骨盤後傾は股関節の伸展（のばす）、骨盤立位は股関節の屈曲（まげる）です。伸展と屈曲

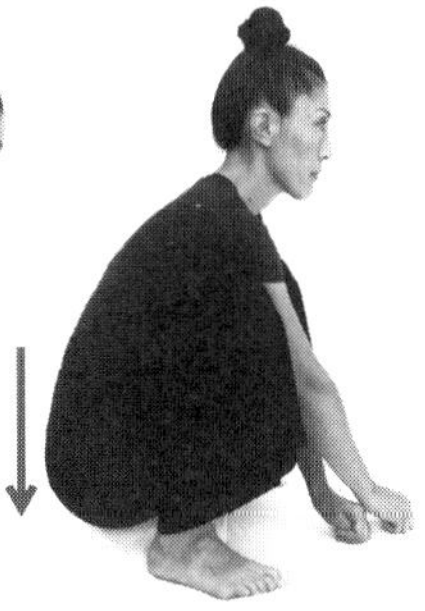

8-2 : 骨盤が後傾し、腰が抜けている

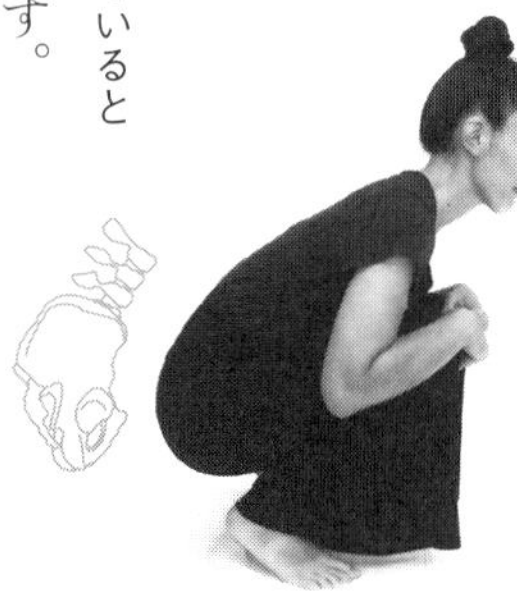

8-3 : 骨盤後傾により、かかとが床につけない人もいる

では作用する筋肉はまったく違いますから、深くしゃがむポーズ（股関節最大屈曲）ができるのとできないのでは運動の質がまったく違ってきます。

股関節の伸展（のばす）動作は、地面を蹴る運動方法なので筋力が疲労しやすく故障しやすい。

股関節の屈曲（まげる）動作は、自重を力として使う運動方法なので運動効率がよく疲労しにくい。

このようにポジションによって、同じように見える運動も、まったく質の違う運動方法になるのです。

運動効率を考えると最低限、深くしゃがむポーズ（股関節最大屈曲）ができるようになりたいものです。まず連動伸張反射の意識をトレーニングしましょう。

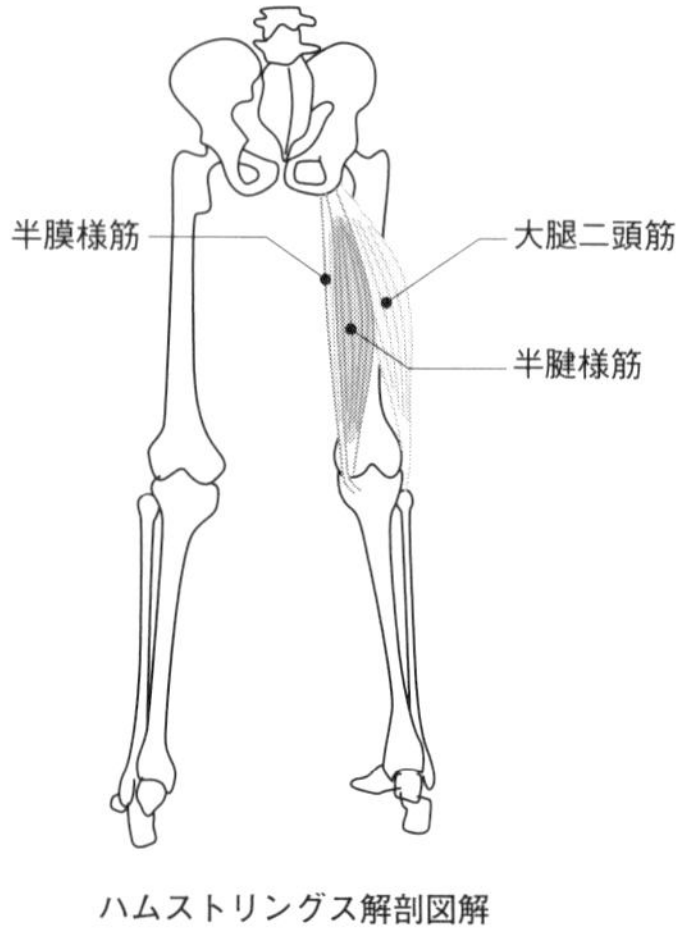

ハムストリングス解剖図解

3 ハムストリングスにテンションをかける

ご存じの通り、テンションとは張り、張力、伸長力のことです。

ハムストリングスとは半腱様筋、半膜様筋、大腿二頭筋のことです。私たちは日常的に

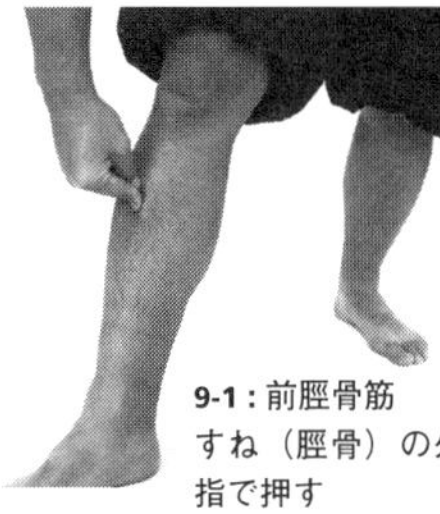

9-1：前脛骨筋
すね（脛骨）の外側を指で押す

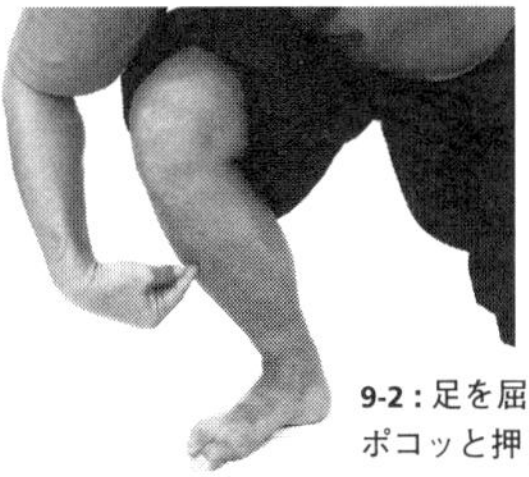

9-2：足を屈曲させると、ポコッと押し戻される

骨盤を後傾させて運動することに慣れていますから、ハムストリングスはつねに収縮状態です。「自重で伸ばして縮む」連動伸張反射のキーワード、それがハムストリングスにテンションをかける「ハムテンション（hamstring - tension）」です。

ハムテンションをかけるには、まず骨盤をおこしてハムストリングスの起始《きし》・停止《ていし》を離しておくことが大切です。次に足関節の「背屈《はいくつ》」、つまり前脛骨筋の収縮力が必要になります。前脛骨筋《ぜんけいこつきん》（写真9-1、9-2）は下半身の主要筋の中で唯一の収縮筋でハムテンションの留め金となる要です。

ハムテンションをかけて連動伸張反射を誘発するには足の接地方法が大切です。

フラット接地を心がけてください（写真10-1、10-2）。

この場合、べったり接地にならないように気をつけること（写真10-3、10-4）。

べったり接地とフラット接地の違いは、土踏まずのアーチ構造が崩れていないかどうか、の違いです。

フラット接地が意識できるようになったら、さらに精度を上げてソフト・フラット接地（MP関節接地）を目指したい。MP関節とは、手や足の指の付け根の関節のことです。ソフト・フラット接地の場合は、拇趾を除く四趾の関節のことをいいます（写真10-5）。この接地については非常に重要なので、後ほど解説いたします。

フラット接地と足関節の背屈（写真10-6）を意識して、深くしゃがむポーズをもう一度行ってみてください。ハムストリングスにテンションがかかっていることがわかりますか？

ハムテンションを上手くかけられるようになったら、ゆっくり走って自重による跳ね返りを確認してみましょう。

構造動作理論では「運動」を、まず「走る」、次に「歩く」、最後に「立つ」、という順番で難しいものだと考えております。ですから、まずはゆっくりと走ることで身体の変化を確認してください。目安は六〇メートル

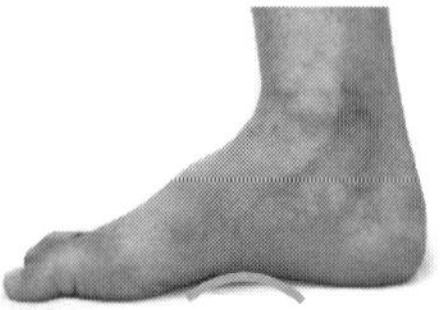

10-1：フラット接地
足底にアーチができる

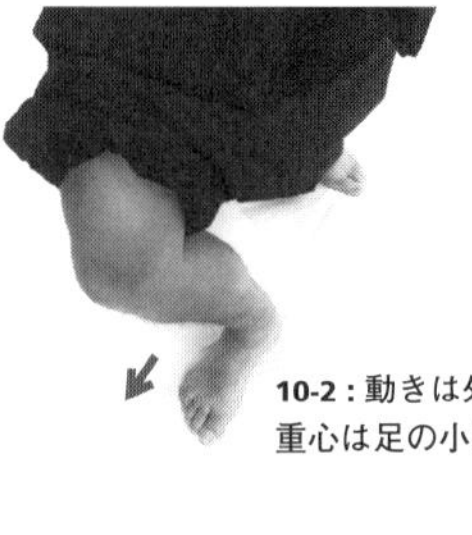

10-2：動きは外旋の方向に。
重心は足の小指側に抜ける

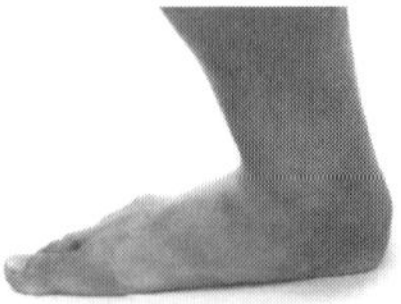

10-3：べったり接地
アーチがつぶれてしまっている

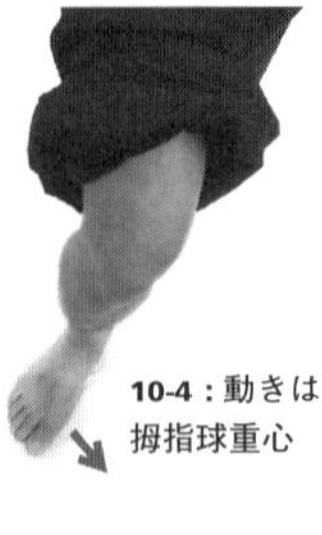

10-4：動きは内旋の方向に。
拇指球重心

を約一二〇歩で一分ペース。歩いている人に抜かされるくらいゆっくり「走り」ましょう。

ハムテンションがかかった状態の感覚としては「沈むと浮く」「弾む」などいろいろありますが、基本的な「骨盤おこしトレーニング」と併用しながら「自重で伸ばして縮む」力を楽しんでみてください。

具体的なトレーニング法としては「ゆっくり走り」(一五〇頁参照)がありますので、そちらも参考にしてみてください。

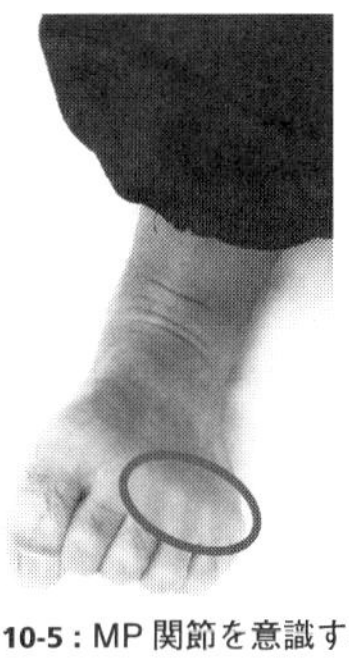

10-5：MP関節を意識する

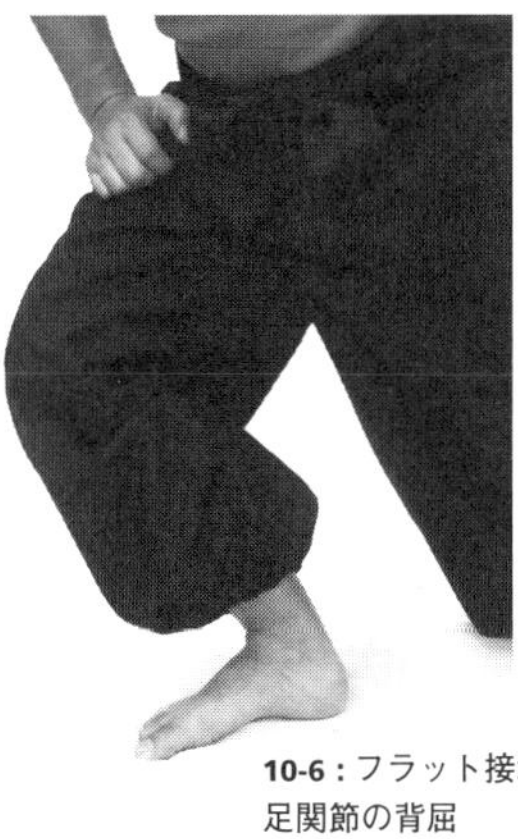

10-6：フラット接地と足関節の背屈

4 ポジションを取るための立位体前屈

さまざまなボディトレーニング方法が海外からも入ってきています。スポーツ・インストラクターたちが、私の講座に参加して質問されます。

どうしたら、健康的な運動を指導できるのでしょうか？

答えは簡単で、自分の身体に聞いてみる、これが一番です。ボディトレーニングには、それぞれに良さがあるでしょう。

しかし、そもそも、ボディトレーニングというのは何を養うものなのでしょうか？

たとえば、ウェイトトレーニングは本来「ポジション」を養うものです。スクワットトレーニングは、キング・オブ・トレーニングといわれ「ポジションを見つけたものが勝つ」と言われるくらいです。しかし、いつの頃からかスクワットは、日本においてマッスルトレーニング（いわゆる筋トレ）、カロリー消費トレーニングと化してしまいました。

ポジションってなんでしょう？

人間の骨格構造に適した姿勢や構えのことです。ポジションを置き去りにしたトレーニングにより、多くのインストラクターやスポーツ選手（アマチュア・プロ問わず！）たちが身体を壊しています。

ですから、まずはポジションをきっちり見直すことが大事なのです。

では、ポジションを見直すために構造動作トレーニング「立位体前屈《りっいたいぜんくつ》」を行ってみましょう。これが基本中の基本となります。

皆さん小学校の体力テストなどでさんざん記録されてきているので、おそらく、やり方を「誤解」されている方が多いと思います。床までぐーっと手が着く人が身体が柔らかいとか、ストレッチを事前にやっておくと記録がよくなるとか、その当時の立位体前屈については すべて忘れてください。実際に講座で「立位体前屈」を説明なしにやってもらうと、「膝の裏をピーン」と伸ばす人（写真11－1、11－2）がほとんどです。これも身体の「思い込み」の一つだと思います。

しかし、立位体前屈、つまり「立ったままで身体を前にかがめる」ためには、骨格構造からみると股関節で胴体を折りたためば、膝どころか、どこも伸ばす必要はありません。

ポイントは、膝を伸ばさない、お尻を突き出さない、腰でまげない、ことです。

つまり、屈曲（まげる）ポイントは股関節（ヒップ・ジョイント）です。できる限り、股関節から屈曲します。

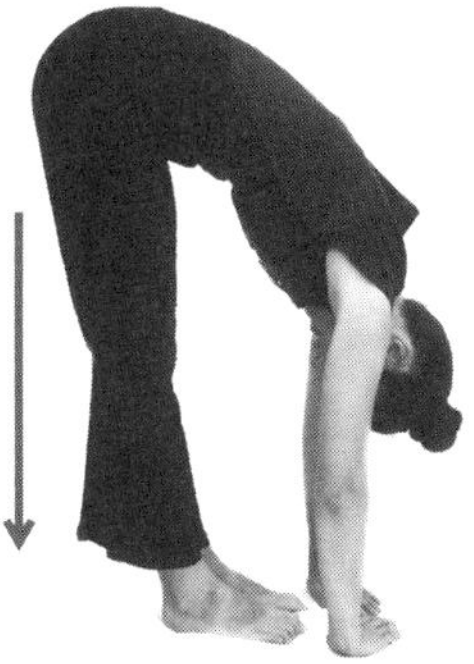

11-1 : 間違った立位体前屈

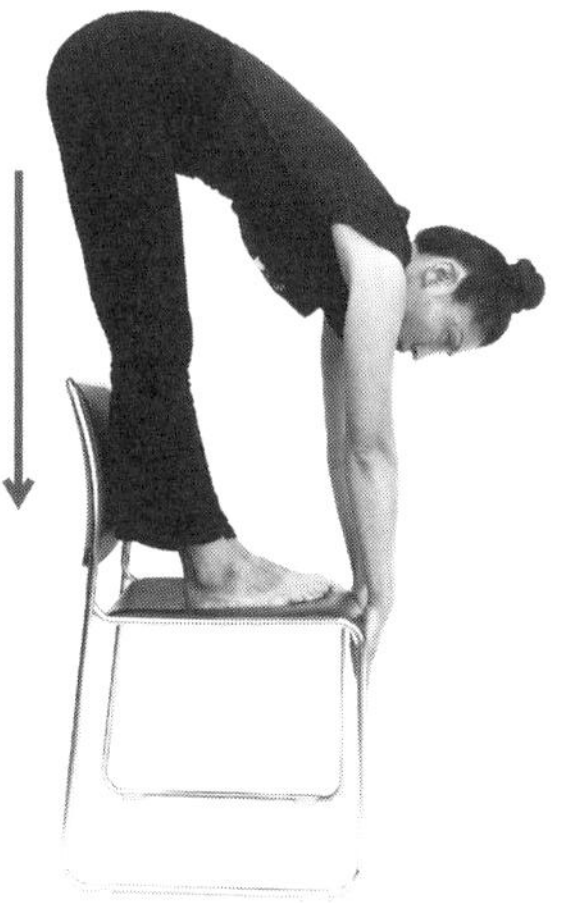

11-2 : 床より下に手がついても、股関節が曲がっていない

立った状態からかがんでいくのは、最初は難しいので、まずは手をついたところから始める「逆式立位体前屈」トレーニングに取り組んでいただければと思います。

【逆式立位体前屈】

①まずしゃがんで、手をつく（写真11－3）。
②次に手に体重をかけながら、お尻（坐骨結節）を上に、上に（写真11－4）。
③かかと（踵）は浮かさない。
④股関節（ヒップ・ジョイント）の屈曲を確認（写真11－5）。
⑤重心の位置を確認（写真11－6）。

繰り返しますが、ポイントは、膝を伸ばさない、お尻を突き出さない、腰で曲げな

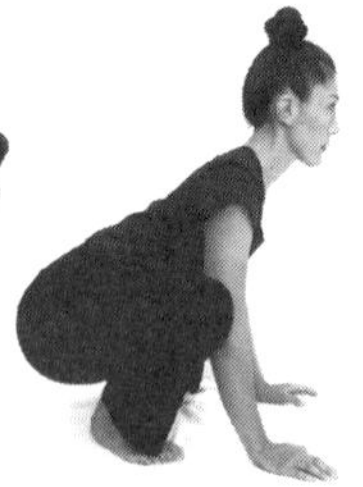
11-3 : 骨盤をおこして、手をつく

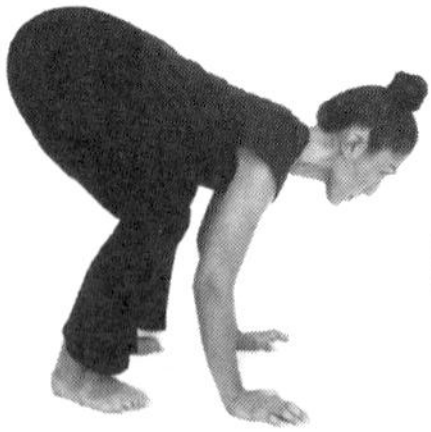
11-4 : お尻を持ち上げる

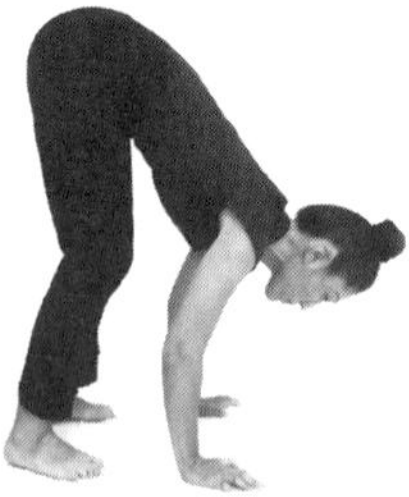
11-5 : さらに持ち上げる

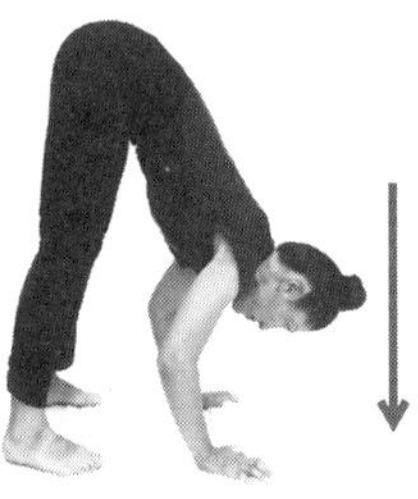
11-6 : 頂点で股関節の曲がりを確認。重心は頭の側にある。膝の裏は伸ばしきらない

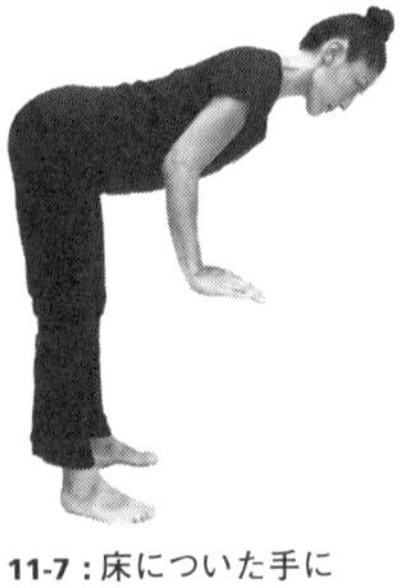
11-7 : 床についた手に圧をかけた反動で、上半身をおこす

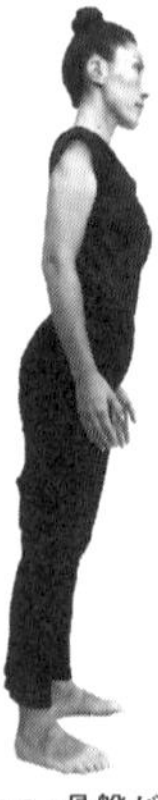
11-8 : 骨盤がおきた正しい立ち方に

い、ことです。重心は床についた手にかけるようにしましょう。

5 腰割りの目的

腰割りは構造動作の三つの重要な「割り」（腰割り・胸割り・股割り）トレーニングのうちの一つです。

運動を行うときには、まず「どのような目的で運動を行うのか？」ということが重要になります。腰割りを行うことで、何を養いたいのでしょうか。

スポーツ選手なら下半身強化、女性ならスリムなボディ、関節痛などある方ならリハビリと、目的はさまざまかもしれません。では、そもそも下半身強化とは？　スリムなボディとは？　リハビリとは？　身体をどのような方向性で運動していくのか？　などより明確な目的が必要になると思われます。

下半身強化をすることで「下半身をどうしたい」のでしょうか？

一般的には「筋力強化」というような漠然とした目的が多いです。では、「筋力強化」とは筋肥大させるのでしょうか？　筋機能（筋収縮・筋伸張）を高めるのでしょうか？　いずれも明確にしていかないと「下半身強化」の目的が異なってきてしまいます。

スリムなボディ、リハビリにも同様のことが言えるでしょう。筋肥大させたボディはスリムなのでしょうか？　筋肥大させるリハビリは余計な関節負荷にならないのでしょうか？　など、明確でない目的の運動は、思いもよらない結果を招いてしまうことがあるのです。これはすべての「鍛える方法」「トレーニング法」「訓練」において取り組む際に自ら問いを投げかける必要のあることだと思います。

さて、腰割りは「筋肥大」が目的ではありません。

したがって、特定の筋肉をターゲットにしていません。

特に「大腿四頭筋強化」に意識をおいてしまうと身体機能を低下させてしまうので注意してください。一般的に太もも（大腿四頭筋）を鍛えることが、運動にとってよいことだと思われていますが、完全な誤解です。

大腿四頭筋の「筋肥大」は「股関節」の動きを制限し、可動域を狭くしてしまいます。「股関節」は上体と下肢を結ぶ人体の中でも最も重要な関節であり、「股関節」の柔軟性を失くしてしまってはもともこもありません。

6　まずはイスにきちんと「腰掛け」てみよう

腰割りのポイントは「重心を取る」ことです。そのためには、骨格位置を定位置に収める（ポジションを取る）必要があります。まずは腰掛けからはじめましょう。これができると座っての作業が楽にできるようになります。

【腰掛け】

①脛骨《けいこつ》を真っ直ぐに立て（脛骨の垂直感覚）、脚をそろえます。脚を閉じようとして大腿筋群を緊張させてしまわないよう注意が必要です（写真12―1）。

②重心が後ろ（お尻）に残らないよう、骨盤を立位にします。

③このとき、腕の位置も定位置（力こぶ正面）に収めます。肩を緊張させてしまわないように、前腕を腕橈関節《わんとうかんせつ》から回内《かいない》（腕橈関節、回内については一〇七頁参照）します。

④頭は胸の上で首にシワが寄らない位置をキープします。

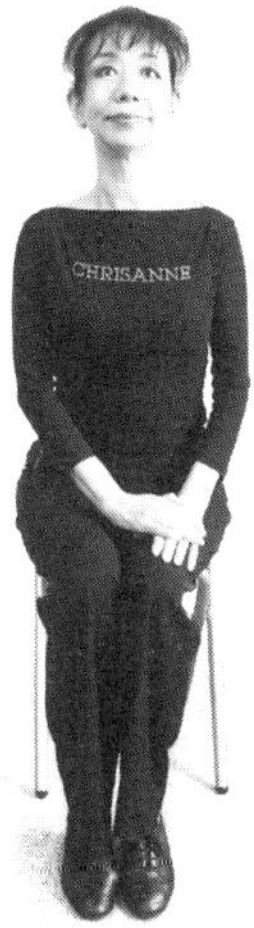

12-1：腰掛け

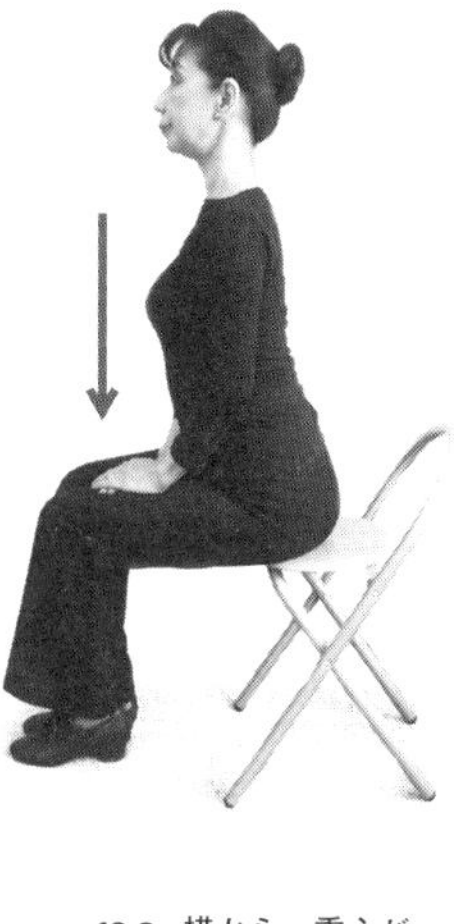

12-2：横から。重心がお腹に落ちている

重心の位置がお腹の下にあるか確認します。

骨格位置を崩して、余分な力を入れてしまわないようにトレーニングします。


「イスに座る」と「イスに腰掛ける」には違いがあります。わかりますか？

「イスに座る」（写真12-3）とお尻に重心が落ちます。

「イスに腰掛ける」とお腹に重心が落ちます。

骨盤を見ると一目瞭然ですね。「イスに座っている」と座面に当たる骨（坐骨結節）が痛くなります……（写真13-1、13-2）。

骨盤を立位にして、イスに腰掛けるほうが人間の骨格構造に適しています。


昔、おばあちゃんがイスのことを「腰掛け」と言っていました。その後、日本では背もたれのない「腰掛け」から背もたれのあるイスの時代へ。

人間が作業するときの骨格構造はちょいと腰掛けてが丁度いい。どっかりと座ってし

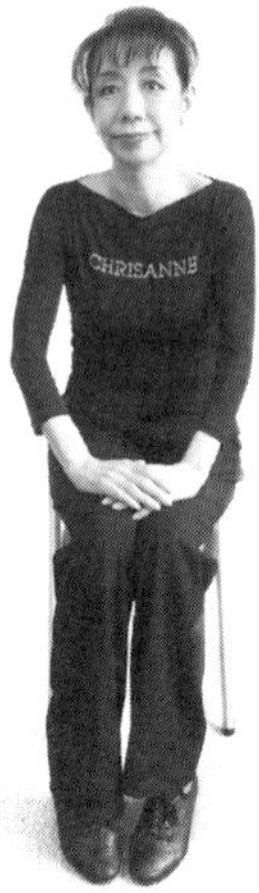

12-3：イスに座る

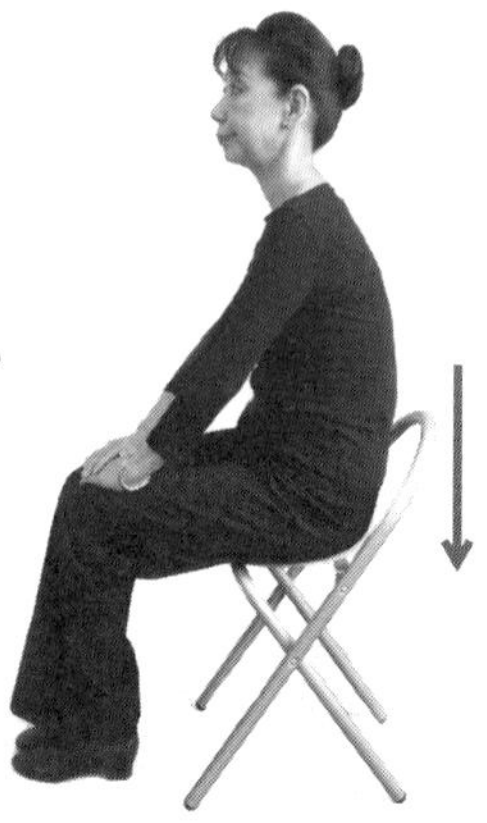

12-4：横から。重心がお尻に残っている

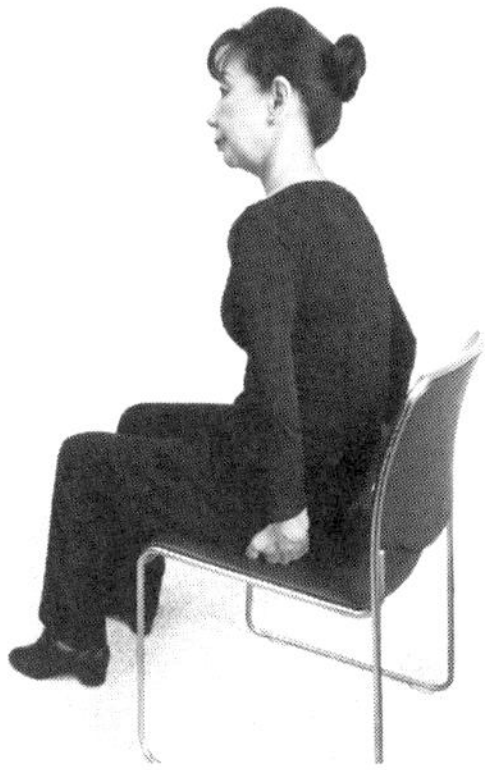

13-1 : イスに座って坐骨結節の位置を確認

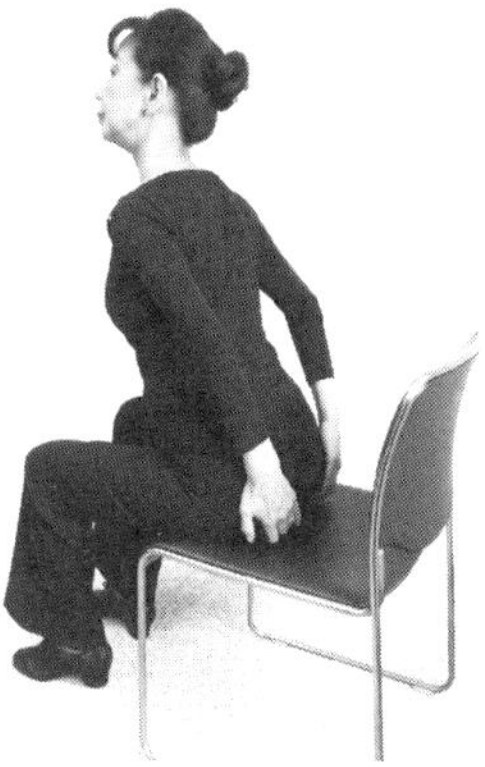

13-2 : 腰掛けて坐骨結節の位置を確認

まっては、仕事になりません。この辺りも身体から伝統的な記憶が薄れてきているようです。身体性というのも伝播する文化なのです。

さて、脚の付け根は股関節で、股関節を動かす筋肉は胸からついています。つまり、骨盤を後傾させていると、お腹がぺちゃんこになってしまい、結果として脚を縮めてしまっているのです。

座っていることが脚を縮めている、というのはよく分からないでしょうか。

もし、この状態でデスクワークをするとしたら、とても仕事をする姿勢とはいえません。いわゆる、「腰が入っていない」小手先の作業になってしまいます。すると仕事の効率は悪く、腰痛や肩凝りになる。デスクワークをしていて足がむくむ、お尻が痛くなる、疲れやすい、といったときは必ず理由があるのです。

7 正座の正しいスタイル

床に直接「座る」といっても、正座、あぐら、長座、女座り、お山座り、などバリエーションがあります。この中で、「正座」が一番練習しやすいと思います。その他は、ある程度の股関節可動域がないと難しいです。

正式な正座のやり方は、「お尻でかかと（踵）をつぶさない」（写真14）ということ。普通はつぶして坐ってしまいます。

正式な正座では、骨盤を立位にして、そこに胸、頭を乗せます。お尻と踵の間に薄紙が一枚分ゆとりがあるとよいでしょう。

座れない方は、ぜひ頑張ってください。日本の伝統芸能では、幼いころからこれを訓練しているのです。ですから、簡単にできなくても焦らないでください。

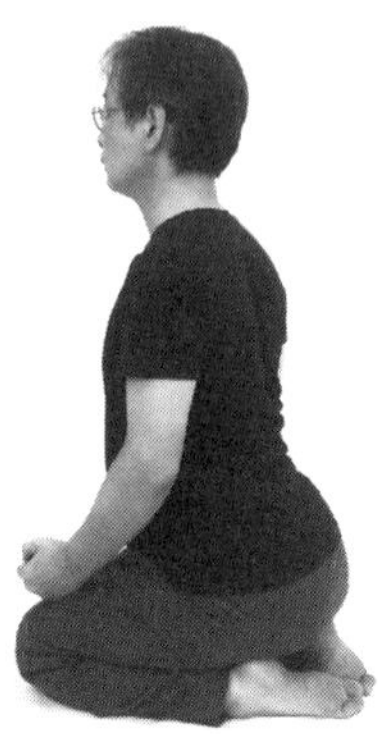

14：正しい正座

8 「腰割り」トレーニング

さて座り方がわかったところで、その延長で腰割りに挑戦してみましょう。

腰割りのやり方は、簡単に言うと「人の字に立ったポジションから真っ直ぐ上体を沈める」（股関節外転・外旋、股関節・膝関節・足関節屈曲運動）ということです。

まずは骨格位置を定位置に収めるようトレーニングしていきます。適切な骨格位置を覚えるために、補助として丸イス（普通のイスでも可）を使うとやりやすいでしょう。

❶ 腰割りポジション

【腰割りポジション】

①イスに座って脚を大きく開きます。
②土踏まずを踏まないよう、脛《すね》を真っ直ぐに立てます（角度は九〇度）。
③骨盤立位にして、胸を出す（写真15－1）。
④上腕は正面（力こぶを前に）。
⑤頭の位置は首にしわが寄らない所。

ポイントは、「膝を内に入れない」「腹圧をかけ

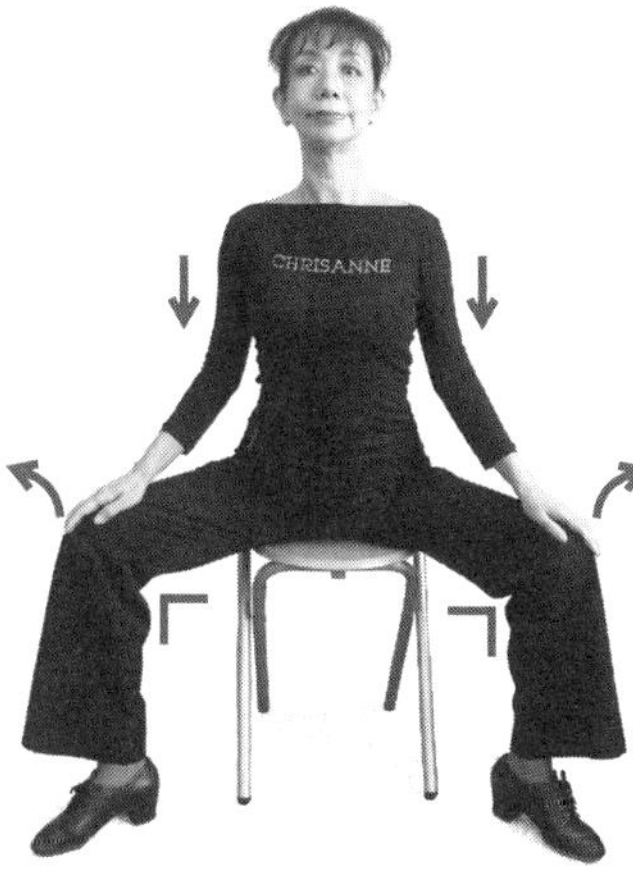

15-1：腰割りポジション
股関節が外旋し、膝関節が 90 度に

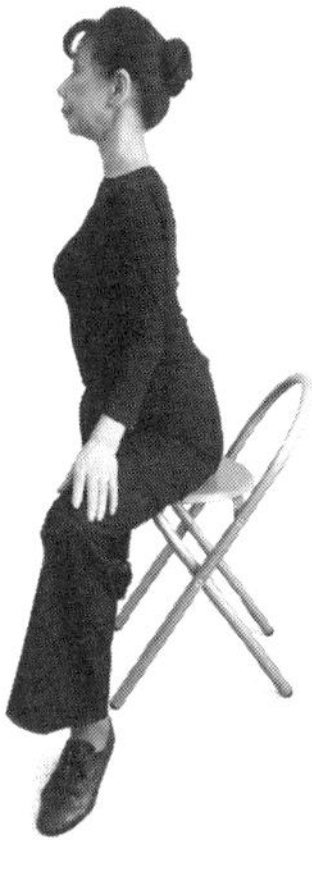
15-2：横から。
骨盤がおきている

ておく」「腕橈関節に遊びをもたせる」ということです（間違ったポジションは（写真15-3、4）を参照）。

❷ 腰割りスクワット

腰割りポジションができるようになってから行うとよいでしょう。

【腰割りスクワット】（写真16-1〜9を参照）

①上記の脚幅で立つ（写真16-1、2、3）。

②膝関節屈曲（まがり）がおよそ九〇度になるまで腰を落とします（写真16-4）。

③さらに腰を沈めて、反射でバウンドして立位に戻る（写真16-6、8）。

ポイントは、ハムストリングスのテンションを生かして弾みあがれるかどうか。決して大腿四頭筋に力を入れすぎないよう注意が必要です。重心が前にあるか確認すること。

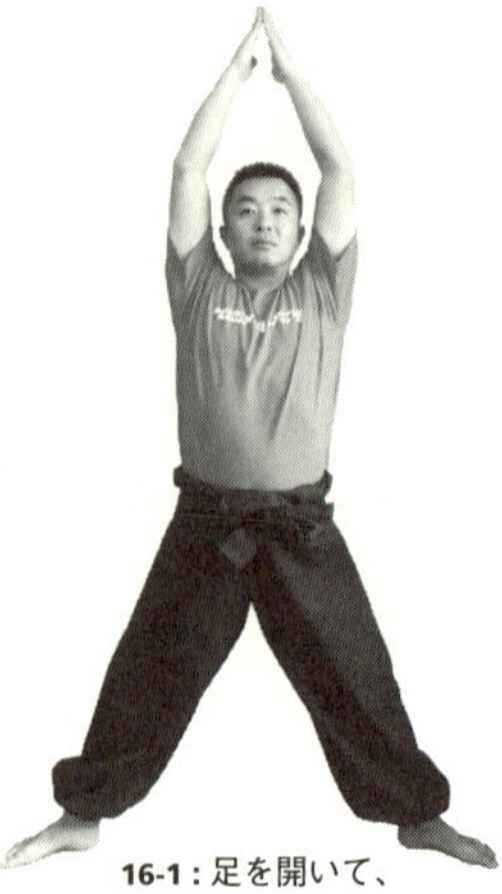

16-1：足を開いて、基本のポーズ

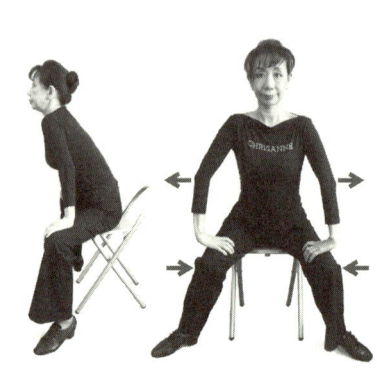

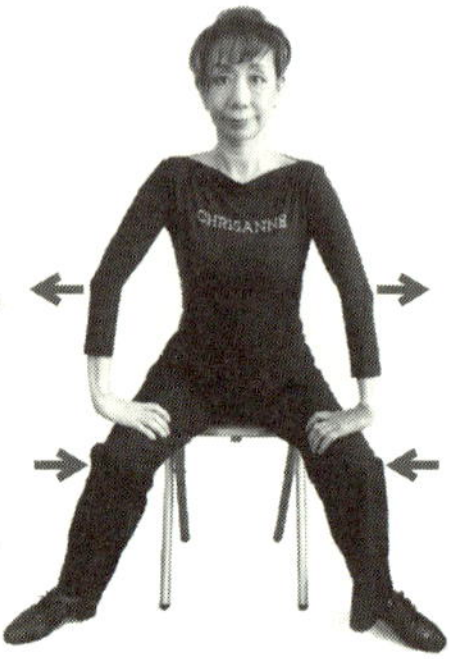

15-3：間違ったポジション
股関節が内旋し、ひじも外に張ってしまっている。

15-4：横から。
骨盤が後傾し猫背になっている

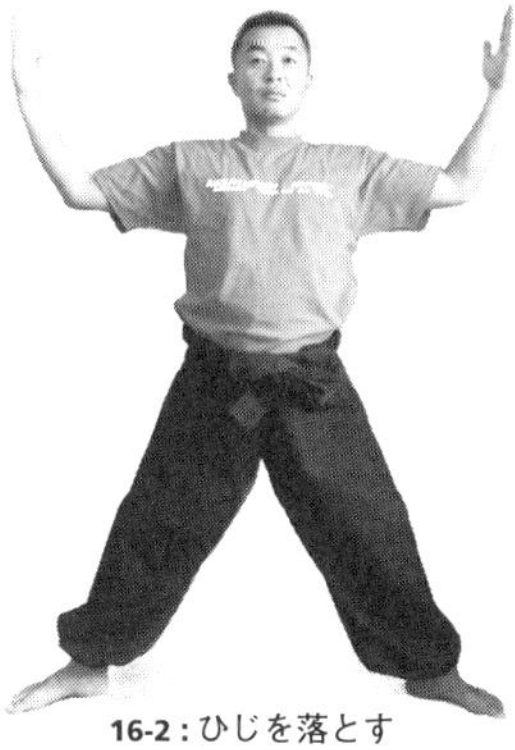

16-2 : ひじを落とす

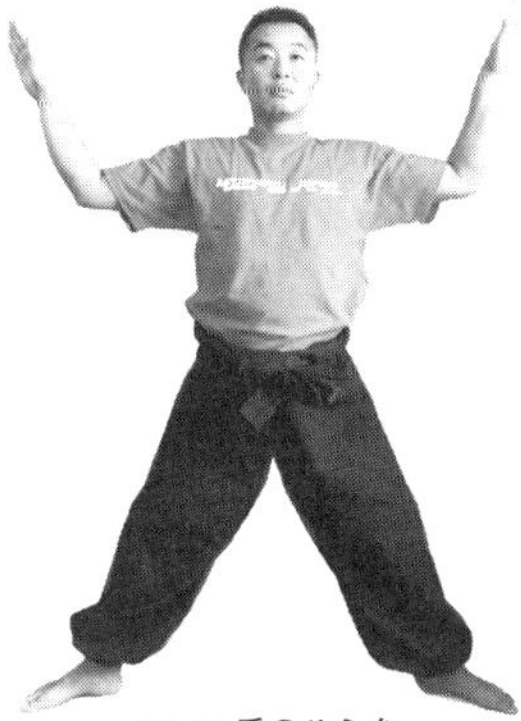

16-3 : 手のひらを外に（回内）

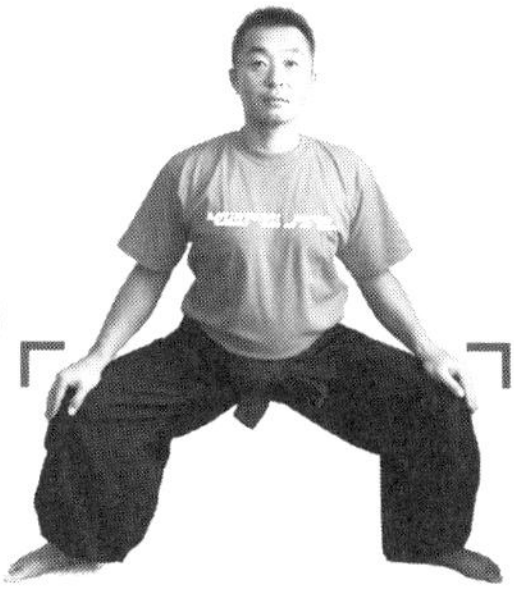

16-4 : 膝を 90 度に曲げる

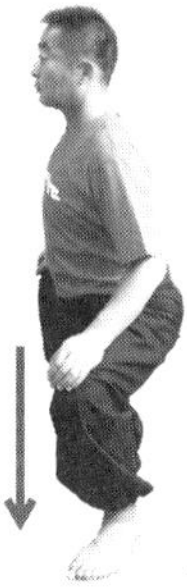

16-5 : 横から。重心が腹に落ちている

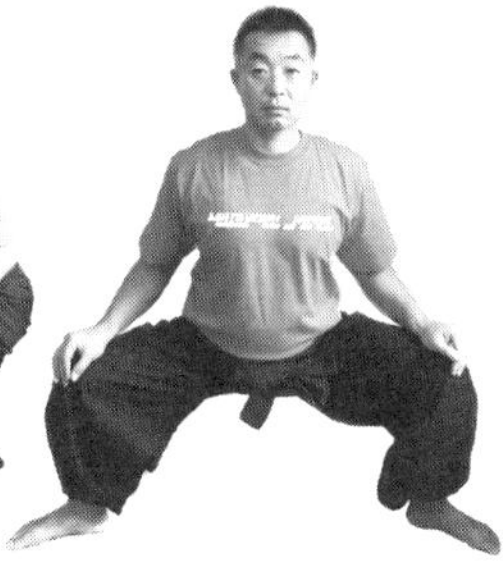

16-6 : さらに腰を沈めて

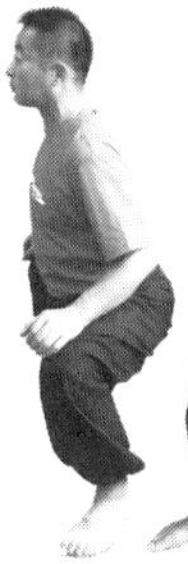

16-7 : 横から。

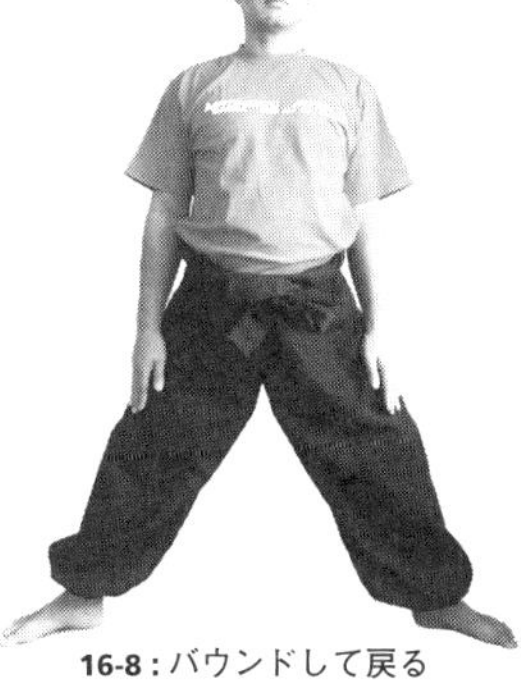

16-8 : バウンドして戻る

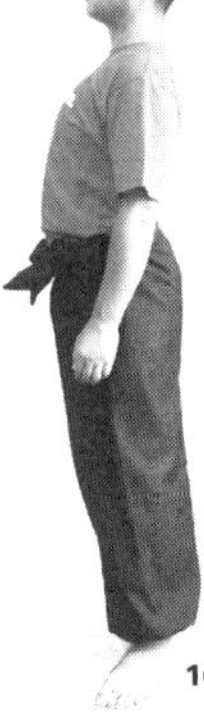

16-9 : 横から。

9 腰割りの注意点

腰割り本来の運動目的は、股関節外転・外旋、股関節、膝関節・足関節屈曲運動を正しく行うことにあります。私たちは日常的に身体本来の動作を無意識に誤解しており、身体にさまざまな問題を起こしています。一般の人ばかりではなく一流のプロスポーツ選手たちでさえ「無意識の思い込み」をたくさん持っています。

腰割りなど構造動作トレーニングは身体を正すものです。「無意識の思い込み」を正すことは、結果的に自分（身体）を高めることになるでしょう。

さて、腰割りの運動中に気をつけることは、

①骨盤をおこす

②土踏まずを踏まない

という二点があります。

「①骨盤をおこす」ことは一般に「腰を入れる」や「骨盤・腰を立てる（真っ直ぐ）」と表

現されています。しかし、言語表現は難しく、腰椎などの関節に余計な負荷をかけて運動している場合が多く見られます。各関節に余計な負荷をかけないよう、骨格位置に十分注意する必要があります。

「①骨盤をおこす」場合、曖昧な言語表現よりも「坐骨結節《ざこつけっせつ》」（写真1など参照）を指標にするとよいでしょう。

骨盤を起こした骨盤立位では「坐骨結節」は真後ろを向き、太もも前面（大腿四頭筋）はゆるんでいます。腰割りスクワットの場合、ポジションは肩幅よりも広めに足幅をとり、「坐骨結節」が真後ろを向き、太もも前面（大腿四頭筋）がゆるんでいる骨盤立位になるようにします。

「②土踏まずを踏まない」とは文字通りの意味です。つまり、土踏まずに体重をかけて、足底アーチ（写真10－1）を崩すようなことはしてはいけません。足は第二の心臓とも言われていますが、土踏まずを踏むと足底動静脈・後脛骨動静脈を圧迫することになります。すると血流を阻害し、心臓に負担がかかるため非常に健康に悪いのです。

また、土踏まず側の内側に加重をすると膝が内に入り、膝関節の故障の原因にもなります。また股関節の外転・外旋運動を行いたいのに、股関節の外転・内旋運動になってしまい股関節の動きを制限してしまうことになります。

腰割りスクワットの上下運動は、立っているポジションから上体を膝関節が九〇度ぐらいまがるまで身体を沈め、さらに沈めながら下肢の連動伸張反射でバウンドし立っているポジションに戻るというのが一連の流れです。

腰割り運動時の筋肉の働きとしては、各関節がまがっている時に、大腿四頭筋とハムストリングス（大腿二頭筋長頭・半腱様筋・半膜様筋）、下腿三頭筋が伸張されます。これらの筋肉は弓と弦のような関係で、弓を張るためには股関節と足関節の屈曲（まげる）が必要になります。

しかし、すでにお話したとおり、骨盤立位になってないと股関節の伸展要素が強くなり、股関節屈曲が不十分になるため、伸張反射は期待できません。

腰割り運動は「無意識の思い込み」を正して骨格のポジションを整える運動です。ですから、運動回数が多いからといって効果が上がるわけではありません。大事なのは骨格のポジションをきちんと意識できているかどうかなのです。

10 「股割り」トレーニング

「股割り」とはクラシックバレエや相撲の稽古でもおなじみの、日本の伝統的なトレーニングです。両足を開いた状態で床に座り、上半身を前方へと倒して行く。シンプルに言ってしまうと、これだけです。

しかし、構造動作理論が提唱する「股割り」は、一般的に行われているそれとは決定的に違う部分があります。

それは、「筋を伸ばさない」（ストレッチ禁止）という点なのです。

一般的な「股割り」のほとんどは「ストレッチ」であり、その名の通り「筋を伸ばす」ことに主眼が置かれています。

一方、構造動作理論では、「いかに筋を伸ばさずに、股関節の可動域を拡げるか」という点を重要視しています。

「いかに筋を伸ばすか」と「いかに筋を伸ばさないか」。

つまり、まったく逆の発想なのです。

構造動作理論では、筋を伸ばす股割りを、「股裂《またさ》き」と呼んでいます。

スポーツの現場ではストレッチと混同され、「股裂き」が取り入れられており、選手の多くは、股関節周りの筋を伸ばして柔らかくすれば怪我が少なくなり、運動能力が上がると考えています。しかしこれは、大きな誤解です。

「股裂き」と「股割り」の違い。ストレッチと「関節運動方法」の違い。

この「違い」の中に、独自の智恵と工夫が注がれていることを覚えておいてください。

❶「股割り」の目指す肉体

構造動作理論が提唱する「股割り」は、筋を伸ばさない。「ストレッチ」をしない。

では、なぜ「ストレッチ」をしないのでしょうか。

それは、この理論が目指す「理想的な肉体」と関係しています。

構造動作が目指す肉体とは、いわば「力強い張力体《ちょうりょくたい》」です。

簡単に言えば、新鮮な生ゴムのような状態なのです。

力強い弾力を備えた肉体は、自らにかかって来る負荷や重みを全身で受け止め、自然な反射運動により、「次の動作」のためのエネルギーにつなげることができます。

充分に空気の入ったボールが地面に落ちると、その落ちるエネルギーが弾むエネルギーへ受け渡されることに似ています。

しかし、ストレッチにより伸びてしまった筋肉や腱は、たるみ切ったゴムでできたボールのように、上手に弾むことができません。

股割りと混同されている「股裂《またさ》き」と言われるものは、筋肉を引き伸ばすことで、見た目には柔らかくなったものです。しかし、単に筋肉が伸びたに過ぎません。股関節が動くようになったわけではないのです。その結果、怪我が減るどころか、運動能力が下がる怖れもあるのです。

また、ウェイトトレーニングによって作られた肉体も、酸化して硬くなったゴムのように、上手に弾むことができないでしょう。

アンバランスな構造物には、アンバランスな負荷が集中します。

肉体において、ピンポイント爆撃の様にあちこちに点在しているアンバランスな構造は、関節痛や神経痛となって現出してきます。

一方、均質な肉体には、均質に負荷が分散していきます。

叩き付けられたボール内部の負荷が、たちどころに全体へ散るように。

ストレッチ（股裂き）が筋肉を伸ばす方法に対し、股割りは筋肉を伸ばさない方法なのです。股割りは、「固さを残して余分をゆるめる」ような感覚で、筋トレに近い運動感覚があります。

股割りの一連の動きは、股関節外転・外旋から屈曲です。つまり、足を開き、外側に回し、関節をまげます。この、一連の動きをスムーズにできるよう訓練します。途中で筋肉を伸ばしてしまうと股関節の動きは止まってしまうので注意が必要です。

そして、股割りで重要なことは、股割りで訓練する一連の動きを自分の競技に置き換える作業です。運動能力の向上、けがの防止のために地道な股割りをするのですから、訓練の意味をしっかり把握するべきだと思います。

「股割り」トレーニングは、ウェイトトレーニングやストレッチ、それらの複合によって作られた肉体とはまったくの別種の世界を目指しているのです。

その先に存在するのは、独自の「力強さ」と「均質な弾力」を共存させた肉体なのです。「股割り」は、日常生活からダンサー、アスリートまで共通して重要な、「股関節を動かす」ためのトレーニングです。その有効性に気づき、自らの専門分野に取り入れているプロフェッショナルも増え始めています。

稽古とは「自分で探し求めるものである」と知っているプロフェッショナルは、股割りのような、一人でできる稽古を黙々と積み重ねていきます。股割りは、両脚をいっぱいに開き、上半身を地面につける稽古。こうしてつくられた柔軟な足腰はあらゆる動きに対処でき、激しい相撲でのケガも予防できます。

ぜひ「股割り」にチャレンジしてみてください。

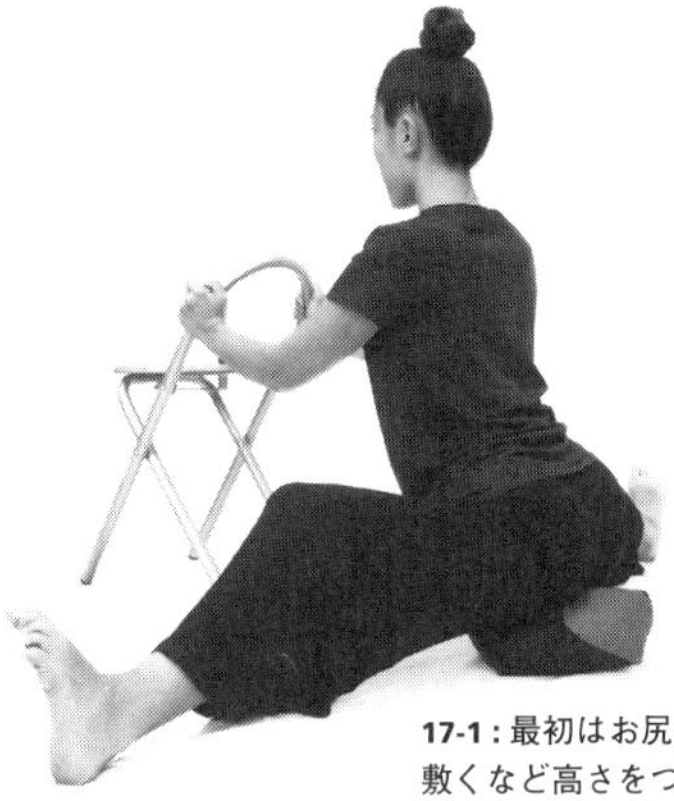

17-1：最初はお尻の下に座布団を敷くなど高さをつけたほうがよい

❷股割りトレーニング

股割りは「両足を開いた状態で床に座り、膝と足首をまげ、上半身を前方へと倒して行く」という動作ですが、構造動作トレーニングとしての大事な要求がいくつかあります。

床に座って行っても良いですが、最初は「座布団」をお尻の下に敷いた方が、股関節の動きが掴みやすいと思います（ご自身の骨盤が立位になるように座布団やクッション、または段差などの高さを利用して骨盤位置を調節してください。（写真17–1参照））。

それからもう一つ重要な道具が「イス」です。イスをつかんで、イスに重心をかけて前方へ上半身を倒すことで運動（重心の移動）が意識しやすくなります。

【股割り】（写真17–2〜10を参照）

①お尻の下に座布団を敷き、そこに座る。
②基本のポーズで身体をまとめる。

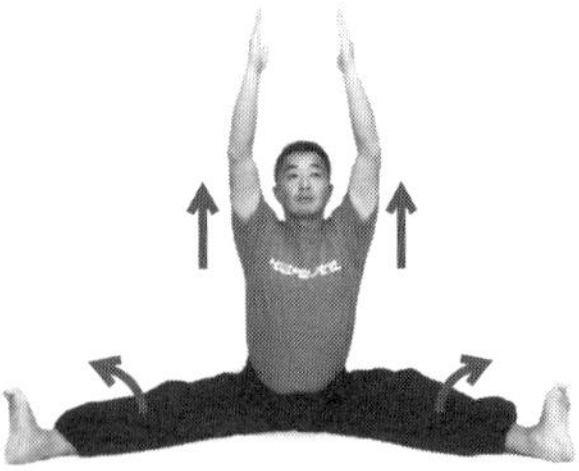

17-2：脚は外旋、足指を握って背屈させる。膝は伸ばしきらず、少しゆるめておく。最初のうちは膝が曲がっている状態でもよい。骨盤はおこす。基本のポーズから

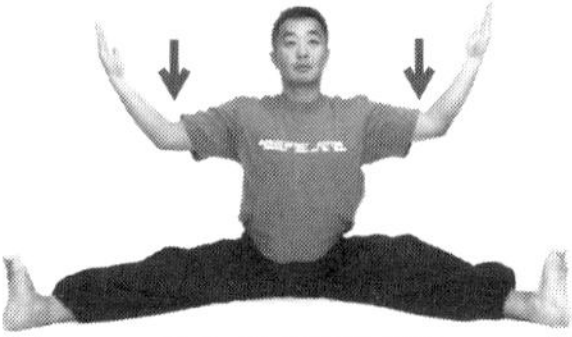

17-3：ひじを落とす

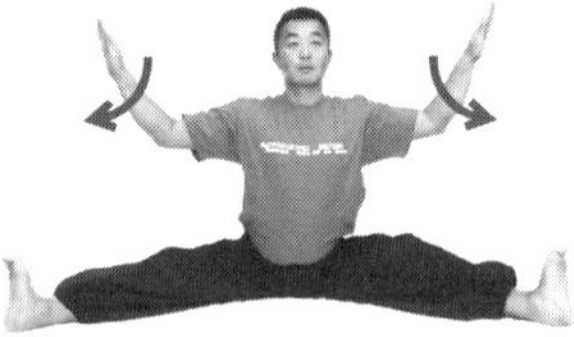

17-4：手のひらを外に（回内）

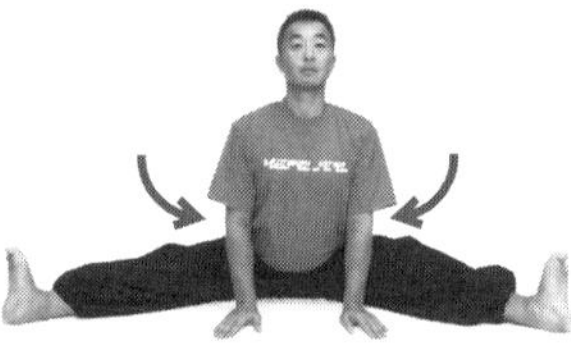

17-5：手を床につける。力こぶが正面にきているか確認する

③力こぶが正面にくるように、腕橈関節から前腕を回内し脇を締めた状態でイスをつかむ。

④骨盤立位にする。腰椎を伸展させてはいけないが、背中を曲げてしまって背中の必要な力が抜けないように注意する。顔は正面を向ける。

⑤趾（あしゆび）をしっかりと握り込み、足関節を背屈（足の甲を脛の方に近づける）させ、膝の「遊び」をキープする。

⑥腹圧（詳細は一一七頁）をきちんとかける。

⑦そのままつかんだイスに体重をかけて、上半身を前方へ倒していく（重心が前に移動するように椅子を滑らせる）。

⑧お腹（下腹）を床につける。

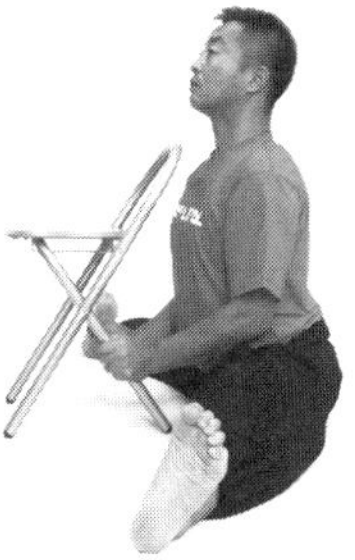

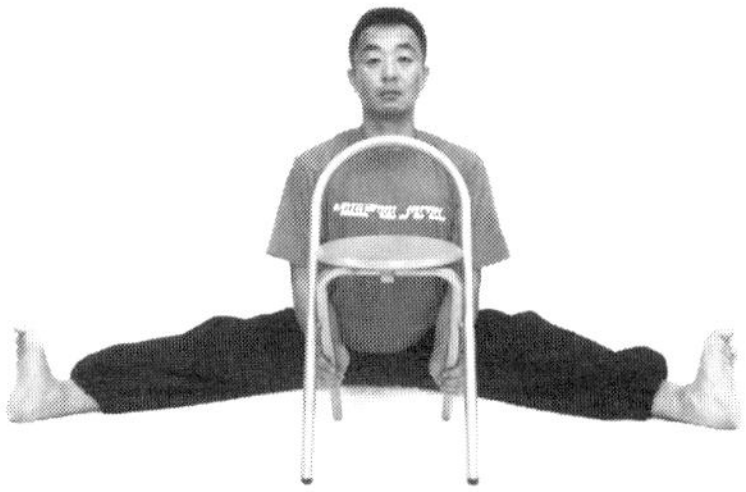

17-6 : 腹圧をかけて、
イスに体重を乗せていく

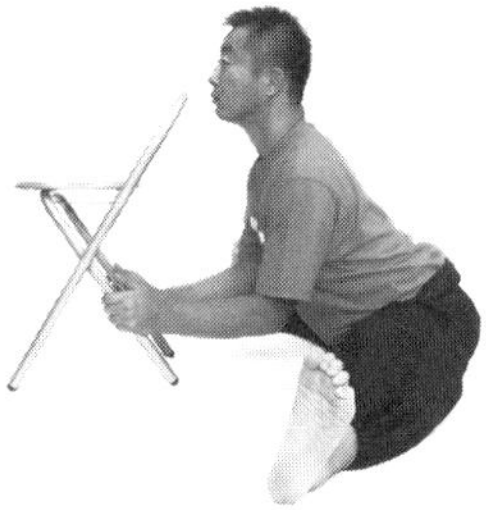

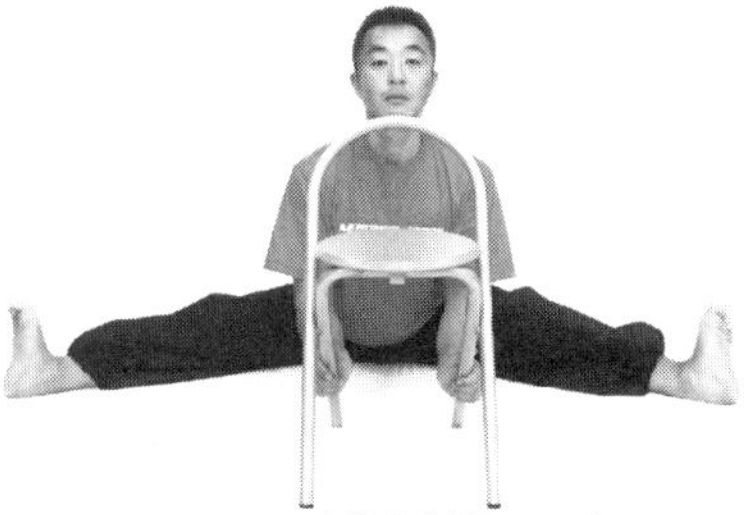

17-7 : 上半身を倒していく

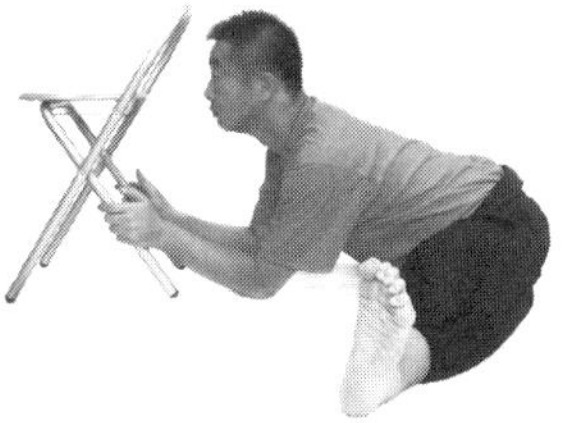

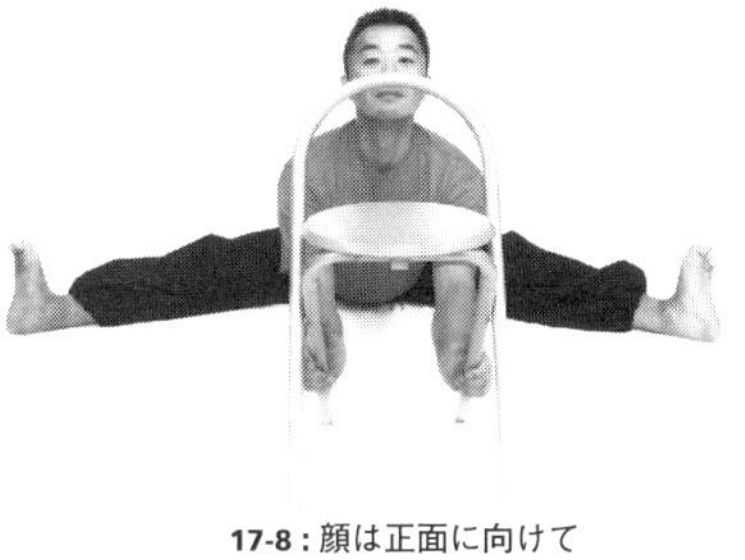

17-8 : 顔は正面に向けて

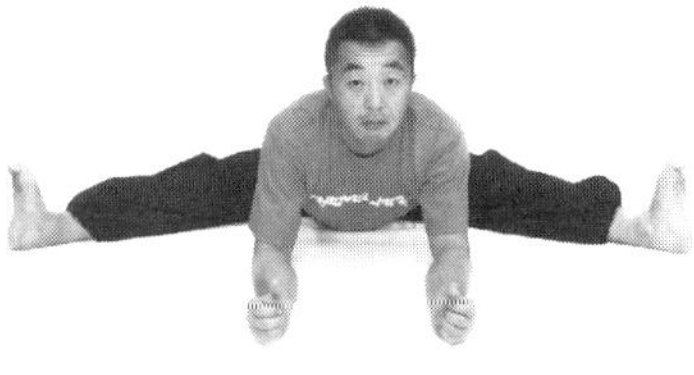

17-10 : 最後まで足指は
握りこんでおく。足首の
角度も一定に

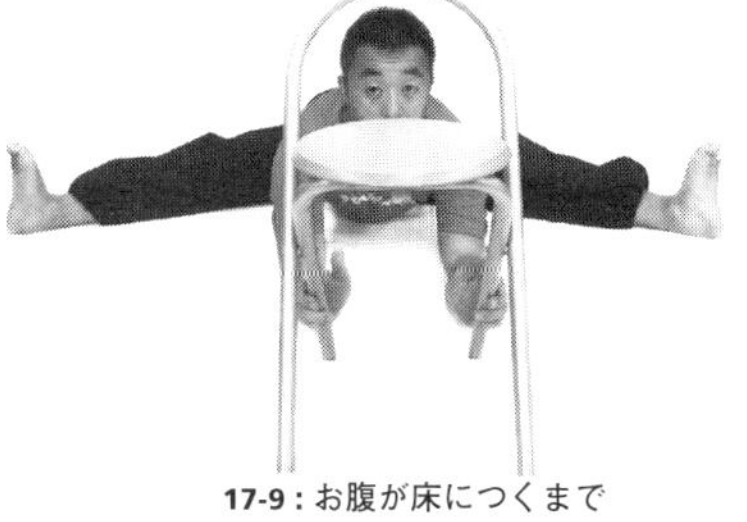

17-9 : お腹が床につくまで

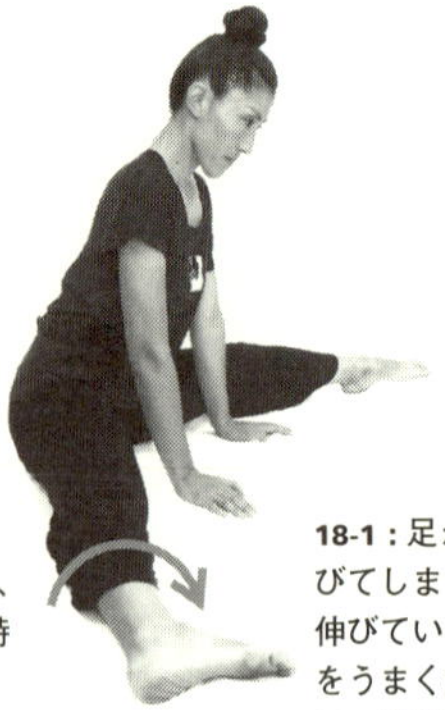

18-1：足が内旋し、膝が伸びてしまっている。足首も伸びている状態では、足指をうまく握ることができない。骨盤も後傾気味に

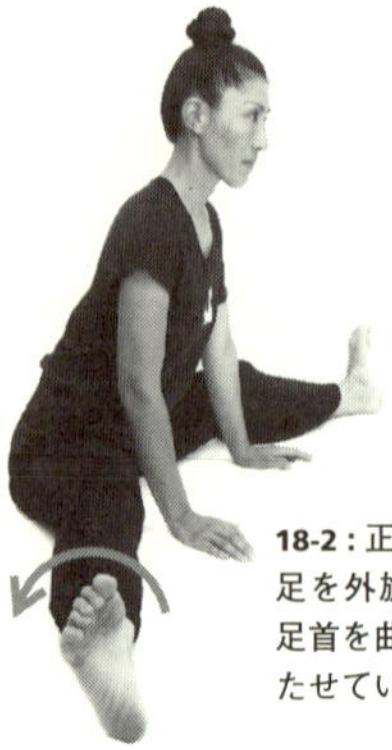

18-2：正しいポジション
足を外旋し、足指を握り、足首を曲げ、膝に余裕を持たせている

この際に注意したいのが⑤です。つい、膝を伸ばしすぎてしまったり、足の背屈が弱くなってしまったり、しっかりと趾《あしゆび》が握り込めていない、という状態になることがよくあります。このあたりは常に意識づけていただきたいと思います。

また、上半身を前方へ倒していく際に、両足が内旋（内ひねり）してしまい、足の内側が床についてしまう、という方（写真18−1）もよく見受けられます。いわゆる股裂きストレッチでも足が遊んでいることがあります（写真18−3、4）。そうなってしまうと、股関節がまったく回らなくなってしまいますので、股割りの意味がなくなってしまいます。ですから、お腹（下腹）が床につくまでは必ず足が外旋するように保ってください。

くれぐれもこの運動はストレッチではありません。膝裏や腰その他の場所に痛みがでてくる場合はどこかやり方が間違っています。

股関節の動きがスムーズになるまでは時間がかかるかもしれません。でも毎日五分でも一〇分でも股割りに取り組んでいた

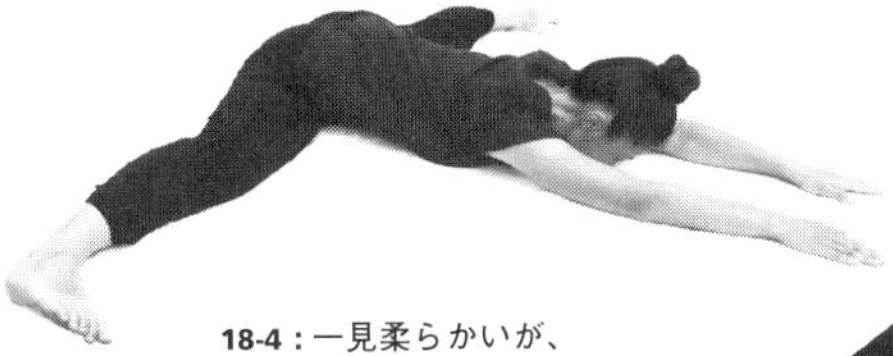

18-4：一見柔らかいが、骨盤は後傾し、股関節が回っていない

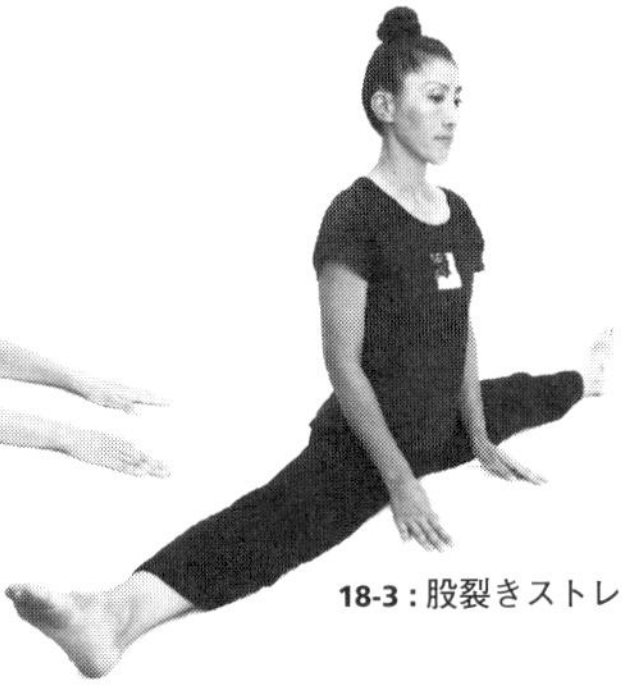

18-3：股裂きストレッチ

だければ、三ヶ月、半年、一年と続けていくうちにまったく身体の構造が変わってくることに気がついていただけると思います。やはり継続は力なり、ということです。

さらに、股割りは⑧で終わりではありません。

お腹（下腹）が床についた後、股関節がくるんと一八〇度回ってロールオーバー（股関節の切り返し）することも可能です。股関節外転・外旋（開脚）から屈曲でお腹（下腹）が床に着き、さらに腹圧をかけると、今度は股関節内転・内旋に切り替わり、伸張反射で伸展（閉脚）する。本来は股関節というのはそこまで自由自在に動かすことができるのです。実際にどのような動きになるのかは、えにし治療院オフィシャルサイト（http://www.eni4.net/）で動画が見られますので、ぜひ動きの参考にしてみてください。

先の（写真18―3、4）からもわかるようにストレッチによる開脚一八〇度からの脚抜きは、股関節の回転がありません。股関節外転・内旋（開脚）から胸を床に付け内転筋群を使って（収縮）脚を揃えています（閉脚）。このような、筋肉を伸ばすこと（ストレッチ）で見た目のやわらかさを作り、筋力（収縮）で脚を動かす脚抜きでは伸張反射も股関節の回転も重心移動も養うことができません。バレリーナたちも股関節が回らないと悩んでいます。ロールオーバーと脚抜き（ストレッチ）は別物であることをしっかり覚えてください。

11 骨盤おこしQ&A

Q：骨盤をおこした位置（骨盤立位）がわかりません。

A：骨盤後傾七〇度を例にしてみましょう。

骨盤後傾七〇度では、椅子に座ったときに、座面にあたるお尻の骨を感じます。この骨は「坐骨結節」といいます。「坐骨結節」を両手で確認してみましょう（写真13−1、13−2）。

骨盤立位では「坐骨結節」は真後ろに確認することができます。

左右の「坐骨結節」を確認することができたら、股関節（ヒップ・ジョイント）を中心に骨盤をおこしてみましょう。

両手で確認した「坐骨結節」が真後ろで確認できたら骨盤立位です。

Q：骨盤をおこすと上体がお辞儀しすぎてしまいます。真直ぐな姿勢になれますか？

A：完全にお辞儀をしないと骨盤がおきない（骨盤立位）例ですね。

そんなポジションでは生活できません……。

真直ぐな姿勢とは、骨盤立位の上に上体が乗った姿勢です。

骨盤をおこすことと同時に胸出し（胸割り：詳細は九七頁）をして、猫背に固めている胸椎に動きをつけて骨盤の上に上体を乗せていきます。

数回胸出し（胸割り）を行うと骨盤の上に上体が近づけられます。

このような場合、今まで不足していた胸椎と股関節の動きをプラスしながら、真直ぐな姿勢を作っていきます。

Q：骨盤をおこす時に腰が反りすぎて痛くなってしまいます。

A：腰で反った、腰に力が入った、腰が痛くなったと感じたら、胸椎と股関節の動きが不足している信号です。

すみやかにやり直してください。

何度もやり直して、腰に余分な力が入らないようにトレーニングを続けてください。

Q：骨盤おこしトレーニングは一日にどれくらいやればよいのですか？

A：一分でも一日中でも構いません。

自分のペースをみつけることが大切です。

最初は骨盤をおこしたポジションがキツイと感じる方が多いようです。

骨盤をおこしたポジションに慣れてくると、骨盤後傾に違和感を感じるようになります。

慣れるまでやり続けることが肝心です。

鏡を見たり、定期的に骨盤おこしトレーナーのチェックを受けたりしながら、自分のポジションを見つけましょう！

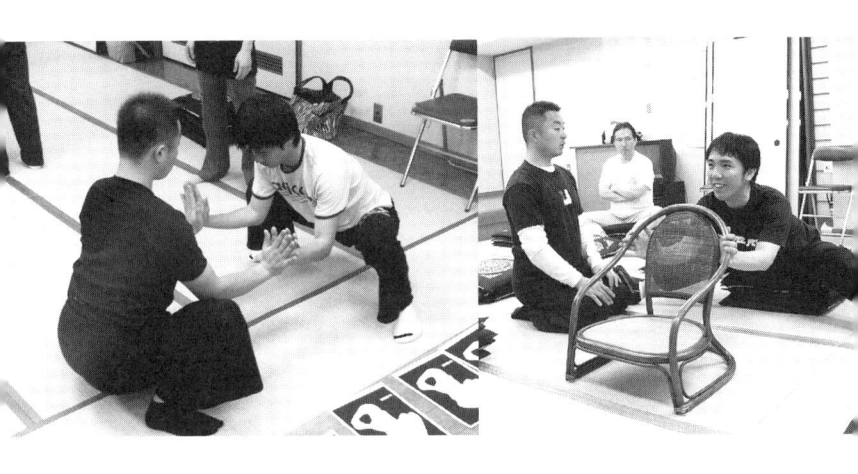

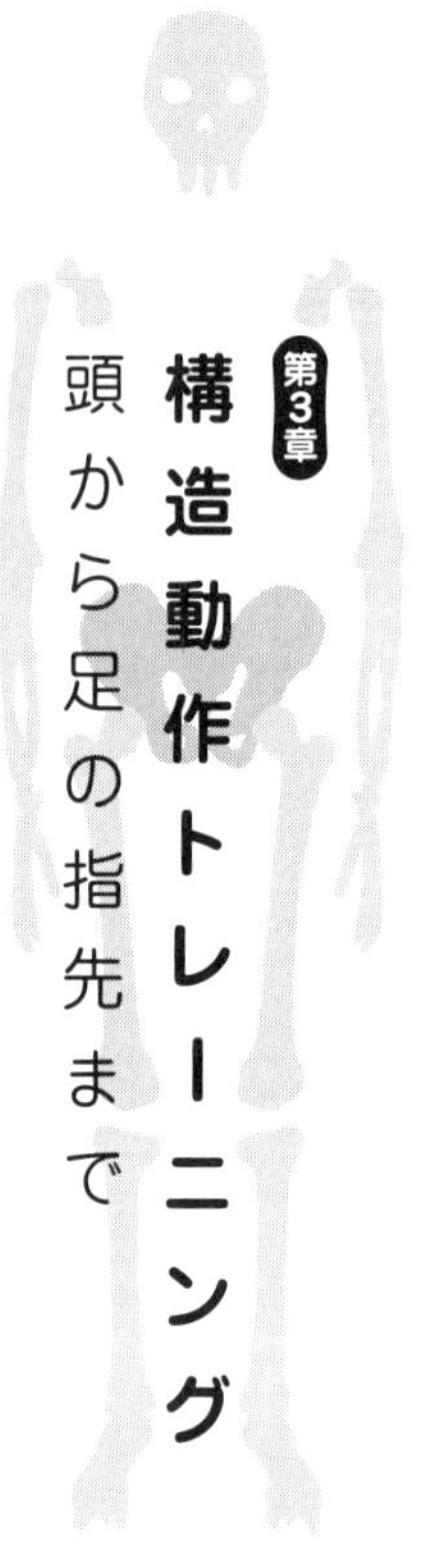

第3章
構造動作トレーニング
頭から足の指先まで

1 頭（頸関節）のポジション

構造動作トレーニング（Anatomical Activity）は、「ポジション」を養うトレーニングです。「ポジション」とは、人間の骨格構造に適した姿勢、構えのこと。人間の骨格構造に適していれば、最上のスムーズさで身体は動きます。

そこでこの章では、各部位の適切なポジションとそのトレーニング法について説明していきたいと思います。

骨盤の立位ができていることを前提に、股関節との関連性を重点的に説明していきます。三大「割り」トレーニングでまだ説明していない「胸割り」についてもすぐ後で解説いたします。

まず頭（顎関節）ですが、これは「胸の上に乗せる」（**写真19‐1**）ようにトレーニングします。

頭の重さは五〜六キログラムもあるそうです。人間の骨格構造に適した頭の位置は、胸の上です。これが類人猿のように、胸の前にあると頚椎にかなりの負荷をかけてしまいます。それは、骨格構造上、食道、気管、血管、神経、リンパを圧迫、腕の動きまでをも制限することになります。また胸の後ろに来てしまうと、端的に肩こりなどの原因にもつながります。

頭の位置は顎を突き出さず、引きすぎず。

すでに構造動作トレーニングに取り組んでいる人たちに、頭の位置を示し、細かな指示を出しても、なかなかキープするのが難しいのが実状です。普段は、無意識に頭の位置を胸の前にし、顎や首の筋力を使って

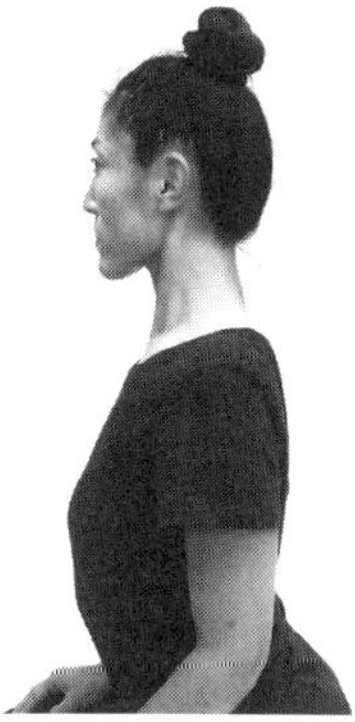

19-1：胸の上に頭を乗せる

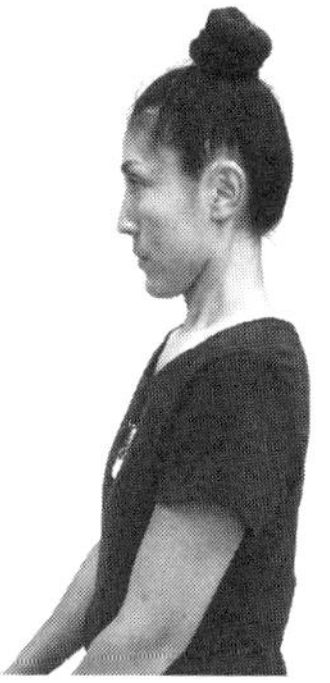

19-2：顎を引きすぎている

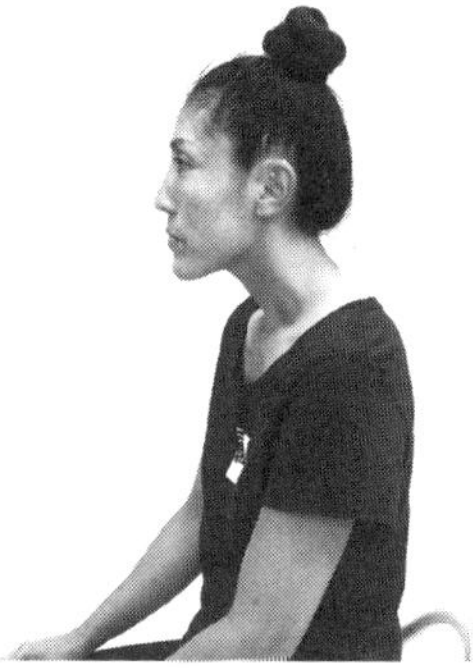

19-3：頚椎に負担がかかっている

頭を支えすぎているのです。

「歯を食いしばる」とはいざという時に歯を強く噛み締めること。日常的に顎の筋力で頑張りすぎていると歯を壊すので注意が必要です。

「歯を食いしばる」＝顎関節を固めると、身体の重心を上手くコントロールすることができません。競技中にガムを噛むことや笑顔でいることは、常に顎関節に「遊び」をもたせ、精神的な筋緊張や筋力による身体の重心移動を制限しないようにするためです。

ただし……ガムや笑顔でリラックスをするというのは、精神的な筋緊張を緩和させる目的には効果があるのかもしれませんが、骨格構造に適さない頭の位置を維持する筋力の緩和にはほぼ効果はないでしょう。また、楽器奏者やダンサーはガムを噛んで舞台にはあがれません。

特に激しく運動する選手は、基本的な骨格構造を支える筋力を最小限に抑えなければいけません。運動中は「支持筋力」と「運動筋力」と「筋緊張」が同時に身体にかかります。

筋肉というのは必ず疲労します。

どんなに筋力の強い選手の筋肉にも限界があり、筋力主体の選手には波があり怪我がつきまとうのです。

構造動作トレーニングは、

「支持筋力」→「骨支持」

「運動筋力」→「重心移動」

「筋緊張」→「自信」

というようにトレーニングで転換し、人間の骨格構造に適した動きを追求していきます！

2 胸のポジション――「胸割り」トレーニング

頭は胸の上に乗せる、というのが原則です。では、その胸はどのようなポジションを取ればよいのでしょうか。

「胸は引きすぎず、張りすぎず、出す」

というのが適切なポジションです。

胸椎《きょうつい》の湾曲をなだらかに、胸郭《きょうかく》の可動域幅をトレーニングしていきます。

ところで、腕の付け根はどこにあるかご存じでしょうか。肩甲骨？　肩？　首の付け根？

いずれも違います。胸なんです。細かく言いますと胸鎖関節です。そしてそこから腕は動いていきます。

胸鎖関節は、鎖骨によって腕と胸をつないでいます（一〇一頁図参照）。この関節は胸を引きすぎても、張りすぎても動きません。

胸を引きすぎるとは、いわゆる猫背の姿勢で背中を丸めた状態。

胸を張りすぎるというのは肩を後方に引き肩甲骨を寄せた状態です。

一般的に姿勢を良くしなさいと言われた場合、胸を張って肩甲骨を寄せる状態になることが多いです。しかし、一見、姿勢が良く見えても、胸鎖関節が動かない状態では身体に無理が生じてしまうでしょう。まずは胸割りによって正しい胸のポジションを見つけましょう。

胸を割る（胸を出す）というのは、肩の前方や後方の操作ではなく、「胸椎と胸郭の操作」なのです。胸郭は肋間筋《ろっかんきん》や斜角筋《しゃかくきん》によって運動が起こります。息を吸うときには胸郭の前後、左右方向ともに拡大し、息を吐くときには、肋骨の下垂が起こり、前後、左右方向に胸郭の狭小が起こります。
胸郭は肋椎関節《ろくついかんせつ》や胸椎の可動性、肋軟骨の弾力性により可動域が拡大されます。
胸割りトレーニングとは、肋椎関節や胸椎椎間関節を可動させる操作なのです。

❶胸割りトレーニング

＊胸割り操作は、骨盤の立位操作ができるようになってから行うこと。

【胸割り――正座】

①脚の間隔を一～二拳分空けて、股関節（ヒップジョイント）が可動しやすいように座る（写真20-1）。
②骨盤～脊柱を丸める（写真20-2）。

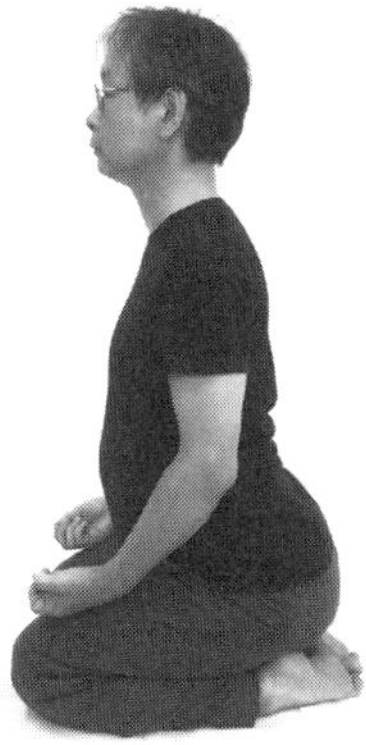

20-1：正しい正座のポジション

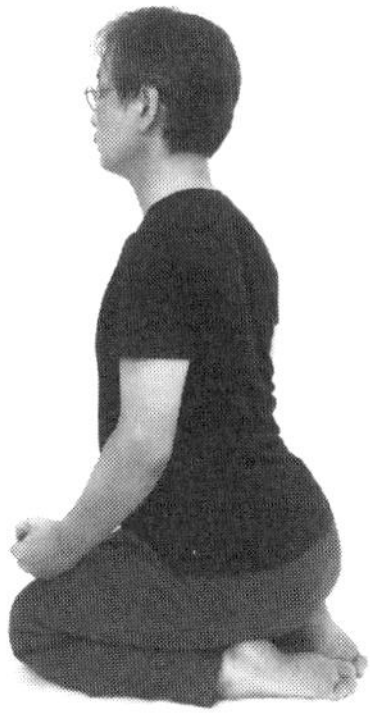

後ろから

③胸鎖関節を前斜め上方向に、胸椎の後彎がなだらかになるよう胸を出す。この際、重心が前に移動することを確認しながら、腰椎や頸椎を反らないよう注意して行う。そして、肩を後ろに引いたり肩甲骨を寄せたりしない（写真20―3）。

④腕の位置は力こぶが正面にくるように。

⑤①〜③の「丸めて、胸を出す」を繰り返す。

注意点は、①のときに踵をお尻でつぶさないように。頭の位置を胸の上に乗せましょう。頸椎を伸展して首を反ってはいけません。

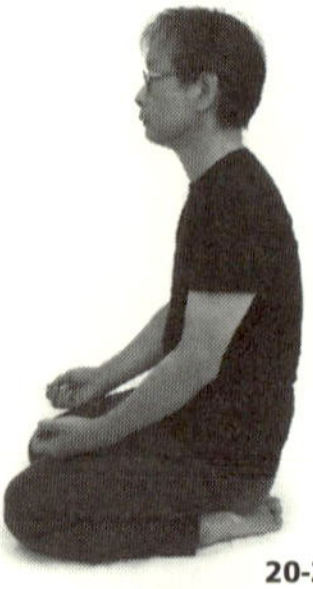

20-2：骨盤から丸める

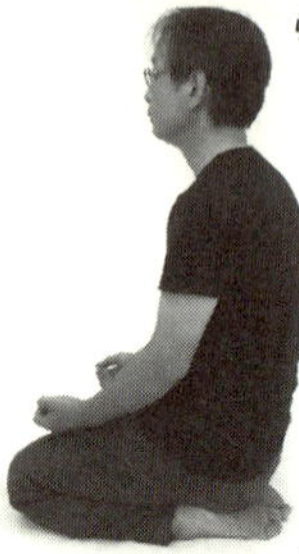

後ろから

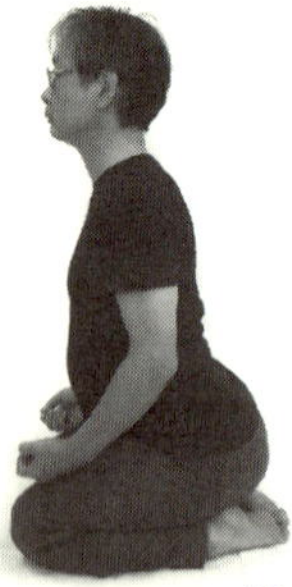

20-3：胸を前斜め上方向に出す

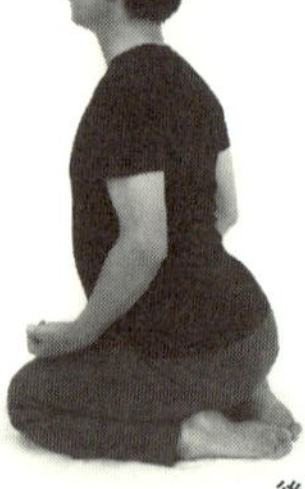

後ろから

【胸割り――イスに座って】

①脚の間隔を股関節幅以上空けて、股関節が可動しやすいように座る。
②骨盤～脊柱を丸める（写真21－1）。
③胸鎖関節を前斜上方向に、胸椎の後彎がなだらかになるよう胸を出す。この際、重心が前に移動することを確認しながら、腰椎や頚椎を反らないよう注意して行う。そして、肩を後ろに引いたり肩甲骨を寄せたりしない（写真21－2）。
④腕の位置は力こぶが正面にくるように。
⑤①～③の「丸めて、胸を出す」を繰り返す。

胸の位置は肩関節の前に位置する。男性の場合は、大胸筋の肥大と胸郭の位置を間違えないように注意する。

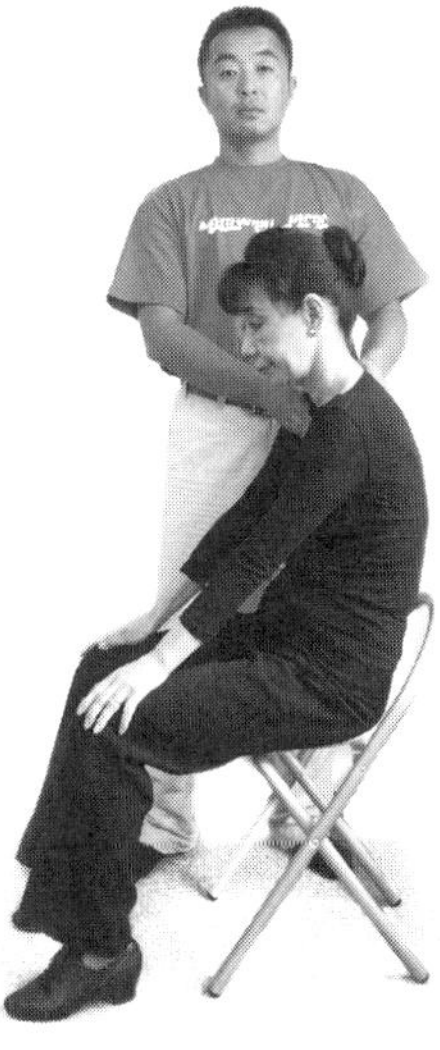

21-1：骨盤を丸める。介助者に胸鎖関節に触れてもらうとよい

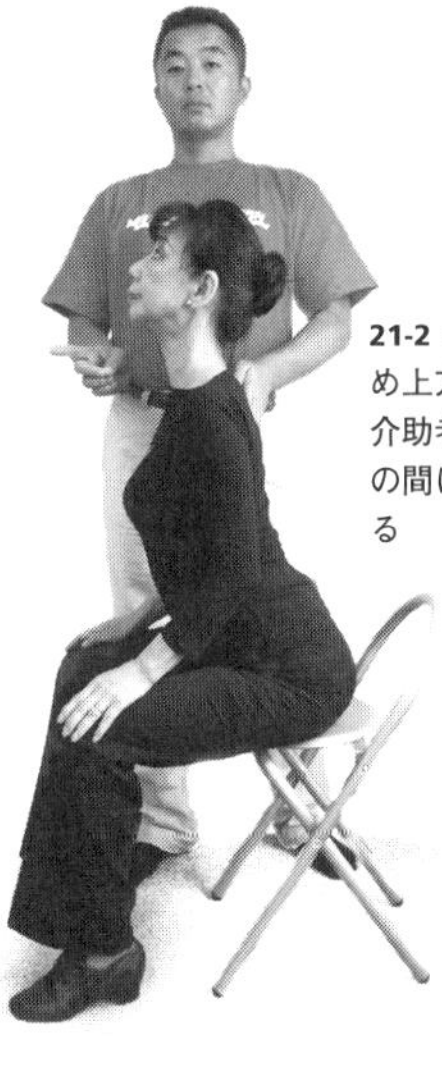

21-2：胸を前斜め上方向に出す。介助者は肩甲骨の間に手を添える

Q：胸割り運動はイスに座って行うものと、正座で行うものがあるようですが、それぞれのフォームの注意点を教えてください。

A：椅子に座るときのフォームは、骨盤を操作しやすいように脚と脚の間隔を股関節（骨盤）幅、腕の位置（力こぶ正面、腕撓関節回内）、脚の位置（土踏まずを踏まない、膝を内に入れない）を確認し腹圧をかけ、首のしわをのばしてください。

正座のときのフォームは、骨盤を操作しやすいように脚と脚の間隔を一〜二拳間隔をあけ、腕の位置（力こぶ正面、腕撓関節回内）を確認し、お尻が脚と脚の間に落ち込まないよう、ハムストリングスのテンション（伸張力）を保ち、腹圧をかけ首のしわをのばしてください。

Q：胸割り運動をやると片方の股関節が痛いのですが。

A：どこかに痛みが出る場合は、不十分なフォームで運動を行っていることが多いようです。たとえば股関節に痛みが出る場合は、不十分なフォームにより、ハムストリングスのテンション（伸張力）が抜けていたり、土踏まずを踏んで大腿四頭筋が持続的収縮状態にあったり、センター（重心線）が左右に偏っていたり、腹圧が抜けていたりと、関節運動を妨げることが痛みの原因になります。

3 腕のポジション――腕の付け根は胸鎖関節にある

腕は胸鎖関節から動かすようにトレーニングしましょう。前節でもふれましたが、腕の付け根は肩関節だと誤解している人が多いです。胸を引いて縮めているため、腕の付け根である「胸鎖関節」から腕を動かす習慣がないのです。

上腕というのは鎖骨のクランク状の動き、肩甲骨のスライド状の動き、肩関節の球状の動きにより自由度の高い動きが可能です。腕を胸鎖関節から動かすためのポイントは、「胸出し」（胸割り）「上腕骨の位置」になります。

セミナーなどで腕立て伏せ（プッシュアップ）をやってもらうと、胸鎖関節の動きが抜け、肩関節から末端の動きが主体になっている方がほとんどです。「腕立て伏せ」という名前から「腕の運動」だと誤解しがちですが「プッシュ-アップ」は「押す―地面や床などから離れる、低いところから高いところへ」という意味です。

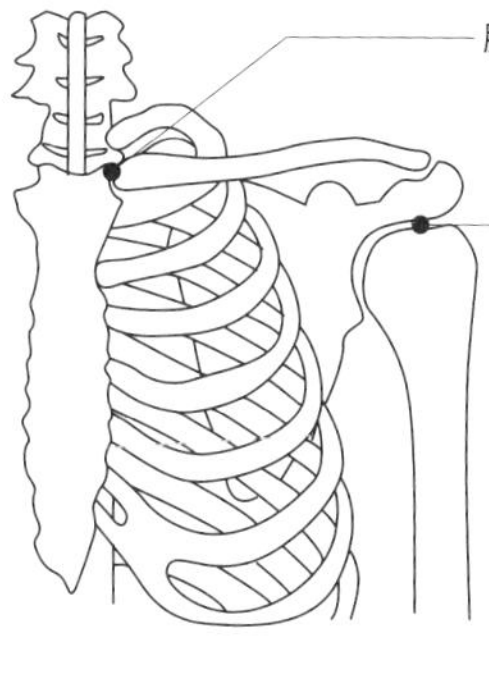

腕立て伏せは「押して上がる」体幹、身体全体のトレーニングです。決して、上腕二頭筋や大胸筋に偏って骨格構造を崩してはいけません。

「胸割り」から「プッシュアップ」を行うことで、上半身の構造が整ってきます。

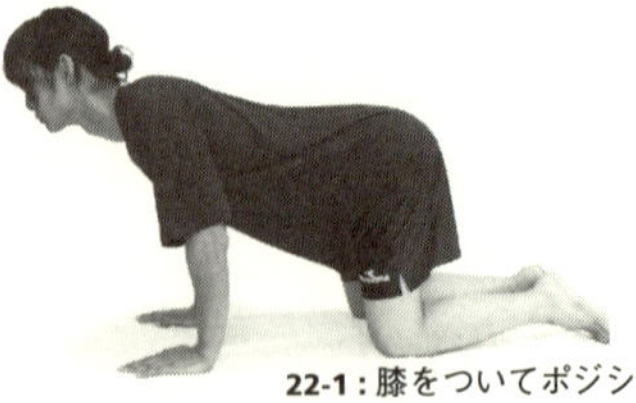

22-1 : 膝をついてポジションをとる。
手は逆ハの字に

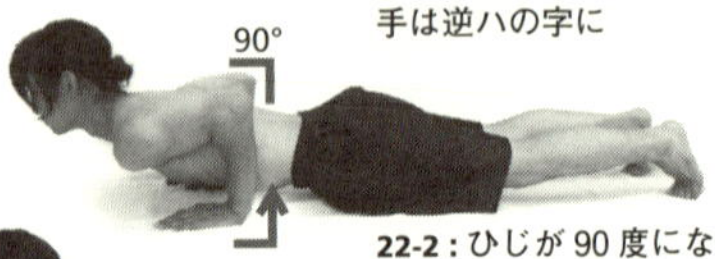

22-2 : ひじが 90 度になるまで全身を沈める。
沈みきったら反動で身体を持ち上げる

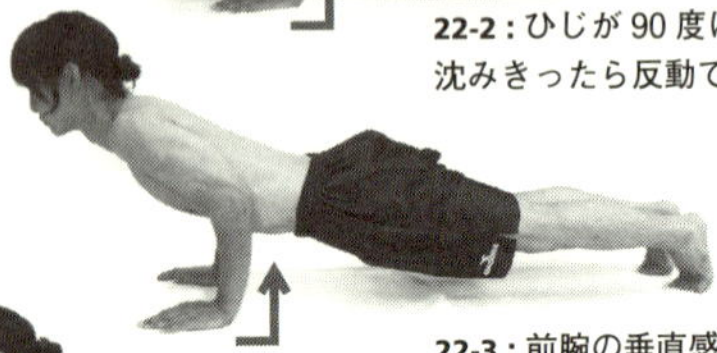

22-3 : 前腕の垂直感覚を保ったまま

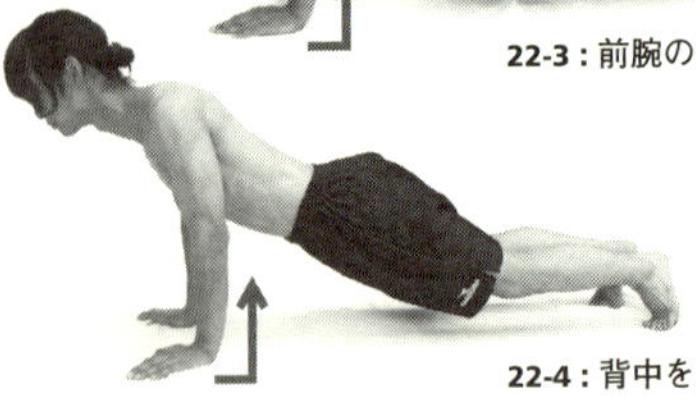

22-4 : 背中を丸めず、骨盤立位を保つ。
ひじは伸ばしきらないこと

【プッシュアップ】（写真21-1～4を参照）

①骨盤の幅に脚を開いて、膝をつく。
②肩幅より少し広いくらいに、逆八の字に手をつく。肘は伸ばしきらない。
③力こぶが正面になるように向ける。腕橈関節から前腕を回内し、前腕は床に垂直（前腕の垂直感覚）になるように。
④骨盤立位にして背中を丸めないで、床についた手のひらに体重をかけていく。

⑤同時に身体全体を④の構造を保ったまま沈めていき、沈みきったところで、反動によって元に戻る。
⑥構造を崩さないように「押して上がる・下がる」を何度か繰り返す。

まず注意すべきなのは、②で床に手をつくときです。もし身体の側面にハの字手をついてしまうと、脇が空いて、腕の力だけで行う動作になってしまいます（たいていの腕立て伏せはこちらのポーズですが（写真22−5、6、7））。

前に押し出すときの腕の使い方が大事なのです。

大事なことは「上腕二頭筋（力こぶ）を正面」に向けて伝達できるかどうか。

このポジションを取れれば、身体ごと背中から力を伝えられます。これこそが本当の「腕立て伏せ」（プッシュアップ）というものです。

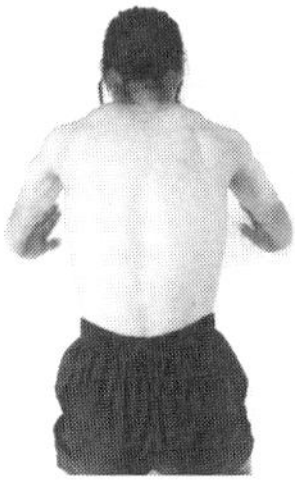
22-6：手をハの字につき、脇を開けると背中が抜けてしまう

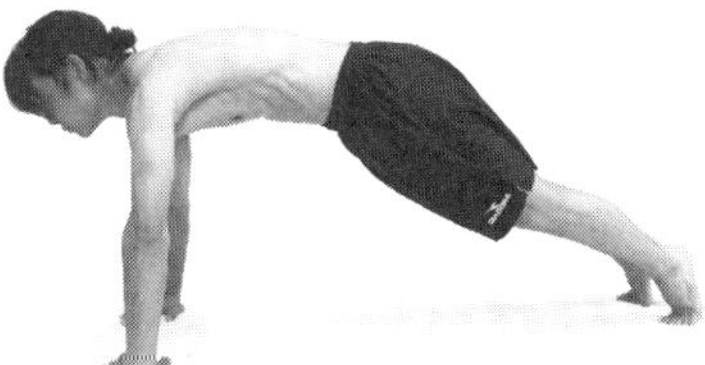
22-5：ひじが横を向き、腰から背中が丸まってしまっている

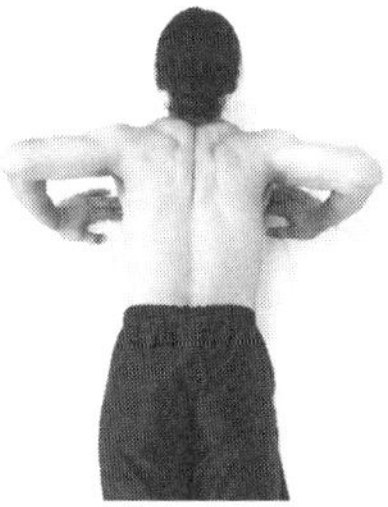
22-7：そのまま腕立て伏せをすると肩甲骨が寄ってしまう

しかし、腕立て伏せというと、皆さん力こぶ周囲を鍛えることだと思っているのではありませんか。そうではありません。

腕立て伏せ自体で身体全体の使い方を学べるのです。

上腕二頭筋とか大胸筋とか、塊の筋肉をムキムキにする必要はない。でも骨のポジションがよくなってくると（写真22－8、9）、筋肥大をさせずに軽々と腕立て伏せができるようになります。この時に意識され鍛えられる筋肉が、実際に力の伝達を行っているのです。

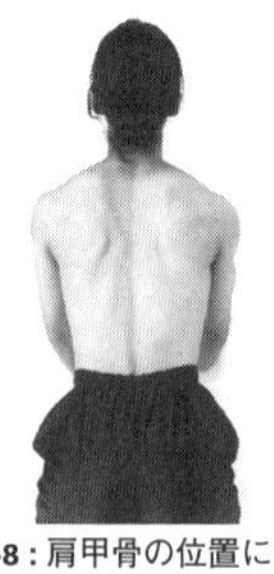

22-8：肩甲骨の位置に注意

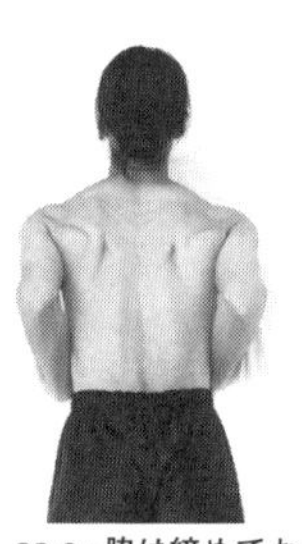

22-9：脇は締めておく。肩甲骨が寄っていない

また構造動作から言うと、自分の手に体重を預けることができていない人が多いと思います。特に女性の方に多いのですが、後ろ重心になっているため、自分の手に重心を移動させて預けていくということができていないように思われます。

ということは自分の身体もきちんと操作できていないということになります。

腰を入れたり、買い物かごを持ち上げるにしても、「力こぶが正面」の位置で持ち上げることができれば本当に楽です。試してみてください。

「力こぶが正面」でない位置で持ち上げているから、腕が痛くなったりします。あるいはきちんと屈まずに手だけを伸ばして、洗濯籠を取るため腰が伸びてしまい、ぎっくり腰になったりする。でも、きちんと「力こぶが正面」でものを持てれば、まず腰は痛めません。

スポーツ選手で腕を傷める人、肘に障害が出る人は一度、プッシュアップから動きを考え直していただくことで、改善がみられるのではないかと思います。

足ではわりと自分の身体（体重）を受けられますが、手で自分の体重を受ける、というのはなかなか難しいかもしれません。そのような感覚を強くするトレーニングとして腕立て伏せを考えてもらえれば効果的だと思います。

4 体幹トレーニングについて

胸、腕ときたので、体幹について少しお話しておきましょう（腸腰筋などについては一二二頁に記述してあります）。

サッカー日本代表の長友選手も行っていることで「体幹トレーニング」が話題になっているようです。しかし、体幹とはどの部分を指し、そのトレーニングは何を目標としているのでしょうか。

私が考えるに、要は、重心の位置を前に移動していったときの、体幹の並び、位置関係が本来は重要なのだと思います。それが「手足を自由にする位置」になっていなくてはならない。

骨格模型を見比べてみると、足が接続しているのは股関節・骨盤。腕が上肢骨から胴体に繋がっているのは、胸鎖関節しかありません。つまり腕は肩関節から動くものではありません。

そこから考えますと「猫背」になっていると「四肢が体幹から動いていかない」わけです。

四肢が体幹から動かないのであれば、体幹の並びを作っていかないといけないのです。ただし、それは筋肉によって固めていく、ということではありません。


胸鎖関節から腕を動かすポジションになっていると、必然的に肩甲骨もすごく動くようになります。一時期流行ったように、肩甲骨だけを頑張って動かすトレーニングをわざわざする必要はありません。ほっておいてもポジションが取れると勝手に肩甲骨は動きます。

肩甲骨が大事と言われ、後ろ重心でひたすらそこを動かしたとしても、それは体幹から手を動かすということにはなりません。本当に肩甲骨が動く状態というのは、重心が前にあり胸鎖関節から四肢が動くような位置にきて、肩甲骨が自由に動くようにならなくてはならない。

ですから、一口に「体幹」と言っても、筋肉ではなく、まずはポジションが大事なのです。

インナーマッスルもそうですね。ポジションが適切に決まっていない状態で、いくらチューブなどで筋肉だけを動かしても、正しい使い方には繋がりません。現に野球などでも肘や肩を痛めている子供は大勢います。すこし痛みが出ているところで、その箇所だけに負荷をかけていったら治るものも治らないのは当たり前です。

インナーマッスルというのも造語ですし、そもそもアウター／インナーと分けることがおかしいと思っています。

5 前腕のポジション——腕橈関節

胸鎖関節から腕へと伝達されたエネルギーは前腕から手へと流れていきます。

前腕については橈骨と尺骨の位置関係をトレーニングします。

前腕には回内（写真23-2）と回外（写真23-3）の二つの動きがあります。回内

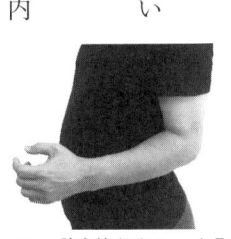

23-1：脇を締めてニュートラルなポジション。力こぶを正面に向けて

とは、手のひらの面を下に向ける回旋のことです。回外はその逆で、手のひらの面を上に向ける回旋になります。

前腕の回内は、腕橈関節から橈骨を回旋させます。腕橈関節は球関節で、上腕骨小頭と、橈骨上面の小窩との関節です。上腕骨が正面を向くポジション（力こぶが前向き）で行いましょう。

人間の骨格構造では、力こぶ（上腕二頭筋）は前、肘の一番とがったところ（肘頭）は後を向きます。力こぶを内側（上腕骨を内旋）に入れてしまう（写真24−1）と、肩関節運動を制限します。そのように腕を使っているのであれば、猫背や二の腕のたるみ、手指循環不全などに注意が必要となります。

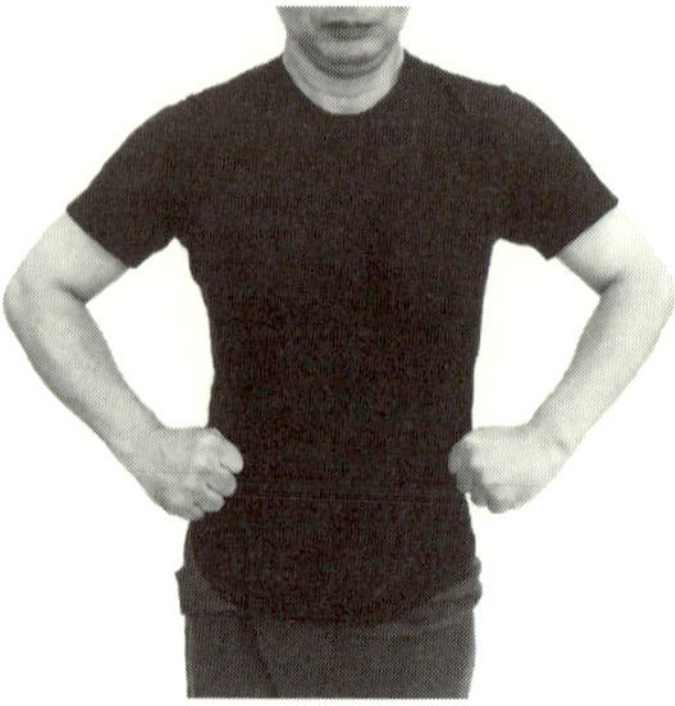

24-1：力こぶが内側に入ると「力み」につながる上、運動が制限されてしまう。肩にも力が入る

前腕の構造はとてもおもしろいものです。橈骨と尺骨がクロス状になると、長軸方向の骨の強さはかなりのものになります（前腕の垂直感覚）。しかし、構造動作トレーニングの指導で個人の動きを丁寧にみていきますと前腕

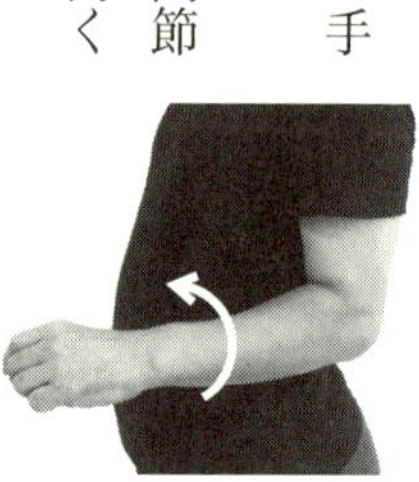

23-2：回内

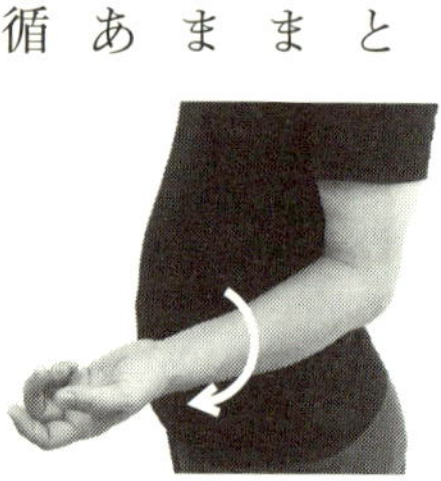

23-3：回外

骨の長軸方向に圧をかけることができない人（選手）が多いです。グリップやハンドル、アーム表現を末端で調節することに慣れすぎて、上腕骨と手関節の捻じれを抑えることが難しいのでしょう。

運動とは重心を移動させることです。そもそも重心を前腕骨に移すことができなければ運動とはいえません。人間の骨格構造に適した前腕骨のポジションは、体幹骨のポジションなのです。

そしてこの腕橈関節のポジションが定まってくると、さまざまな動きにおいて、最もリラックスした形で腕が使えるようになってきます。

まず腕橈関節を使う習慣がなくなっていることが重要な問題点だと思っています。

先ほどの回内の動きができない人が意外と多いのです。この動きができないがゆえに、腱鞘炎や肩こり（PCの使いすぎなどで）になる人も多い。

関節から回内せず、肘が動いて、脇が空いてしまうポジション

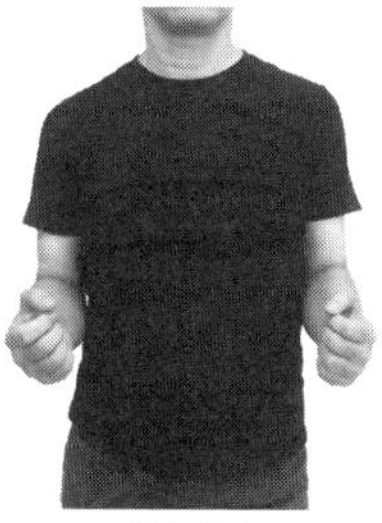

24-2：脇を締める正しいポジション

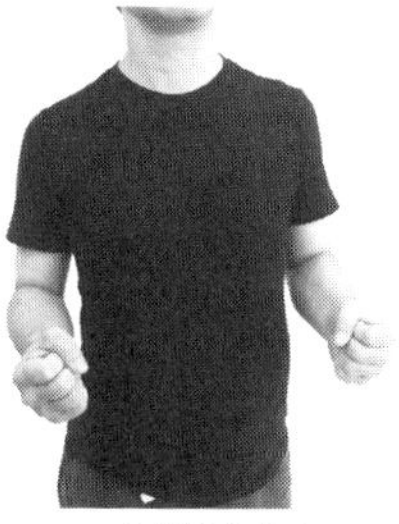

24-3：ひじは身体から少し離れている

になってしまうと、腕先だけで動作を行うことになります。

力こぶが正面にくる上腕の位置であれば、体幹と上腕と脇がそれぞれ適切な位置関係になってきます。その位置からさらに腕橈関節を活用して、腕を回旋させていくことが本来はできるはずなのです。

結局、このポジションが一番ムダな力を使わないですむポジションなのです。

ただし、よく勘違いされているのが、「脇を締める」(写真24−2)ということです。

力こぶが正面にきていないポジションのまま、グッと力を入れて、肘を体にくっつけて脇を固めてしまうと、動くことができなくなります(写真24−5)。

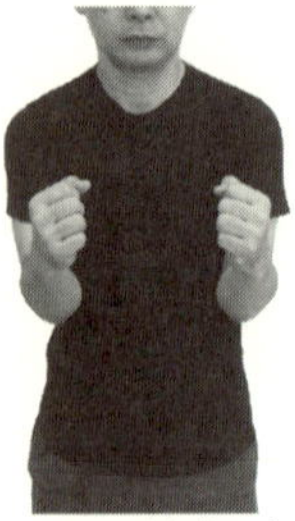
24-4：ひじが身体にくっついていると動けない

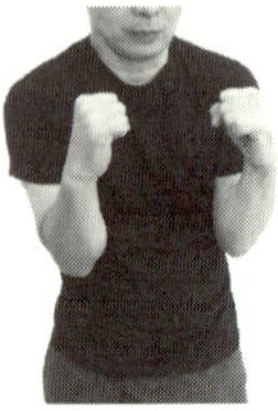
24-5：こちらも「力み」につながってしまう

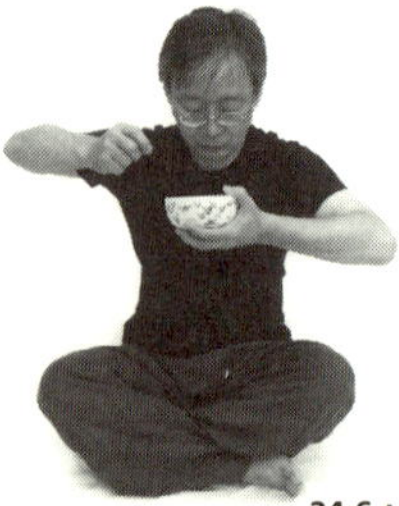
24-6：ひじを張って脇を空けると、ご飯を食べるときに猫背になってしまう。

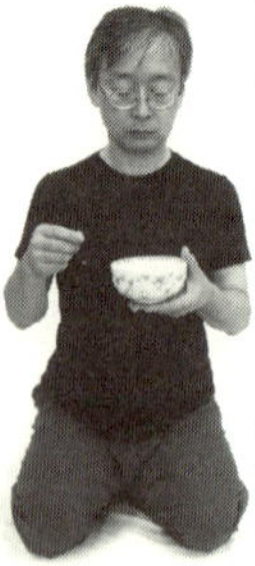
24-7：脇を締めると、自然と「力み」が取れて、ひじと肩が落ちる

また、反対に脇を空けてごはん食べていると、肘がすごく固まってしまう（写真24-6）。いずれも、自然な骨格の位置に収まっていないためです。力こぶを正面にし、腕橈関節を活用してごはんを食べるとこのようになります（写真24-7）。

写真24-2を見ていただくと、先ほどのプッシュアップと同じ形であることに気がつかれたかと思います。

野球でも「おっつける」と言います。この位置でバットを振れる人が内角をおっつけてヒットにできます。脇を締めずに肘を締めてしまっていては、このような動作はできません。

もし、脇を締めるときに肘も締まってしまうのであれば、「肘を落とす」という意識を持つと、自然と脇が締まって、肘が楽に自由に使えるようになると思います。

空手の引き手の位置も、脇を締めて肘を落とした形です。

日常生活でもそれは非常に有用です。たとえば包丁を使うときも、脇を空けて肘を固めてしまっては、刃に体重が乗っていきません。代わりに脇を締めて、肘を落とした位置にすると、体全体で刃に力を伝えることができます。結果的に非常に楽にできるようになるはずです。

6 手のポジション

前腕を伝わってきたエネルギーは手から対象に伝達されます。

手の関節は背屈《はいくつ》と掌屈《しょうくつ》をトレーニングします。

一般にいう手関節とは橈骨手根関節《とうこつしゅこんかんせつ》のことです。この関節は橈骨と舟状骨・月状骨・三角骨よりなる楕円関節で背屈（写真25-1）、掌屈（写真25-2）、橈屈《とうくつ》（写真25-3）、尺屈《しゃっくつ》（写真25-4）方向へ運動します。手根骨よりなる関節には手根間関節、手根中央関節、豆状骨関節があります。体感することは困難ですが、有頭骨や有鈎骨は背屈、掌屈、橈屈、尺屈運動をつかさどっているので手根骨間の動きをつけることは重要になります。

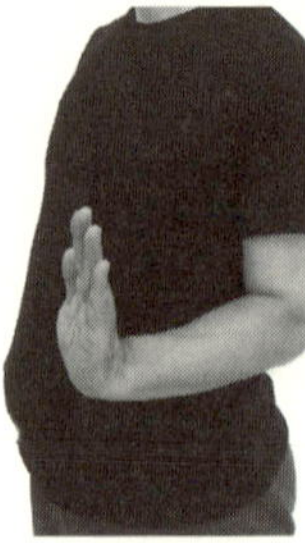
25-1：背屈

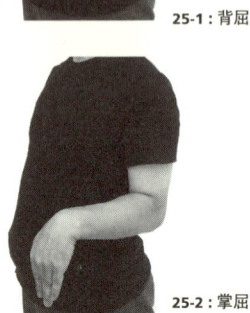

25-2：掌屈

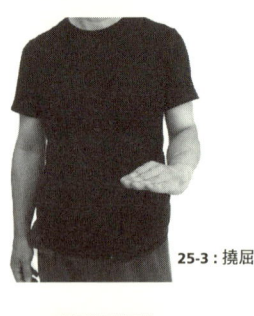

25-3：橈屈

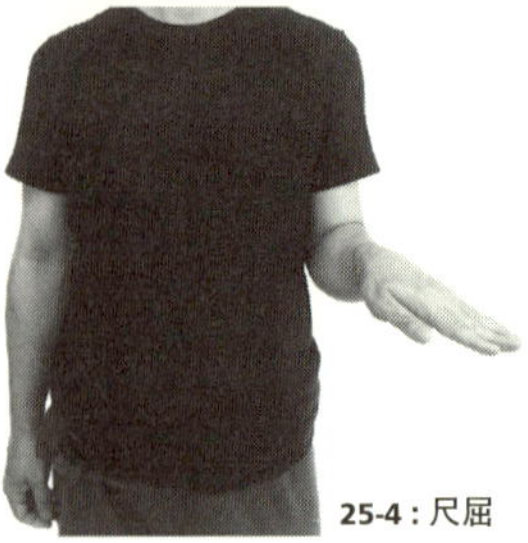
25-4：尺屈

【手関節の背屈と掌屈トレーニング】（写真26－1～5参照）

①片手づつトレーニングをします。まず立位か座位にて基本の体幹ポジションをつくる。

②上腕二頭筋（力こぶ）を正面に向ける。

③正確に拳を作る（次節「拳のポジション」を参照）。

④腕橈関節から前腕を回内する。

⑤しっかり、胸を出しながら手関節の背屈と掌屈を繰り返す。

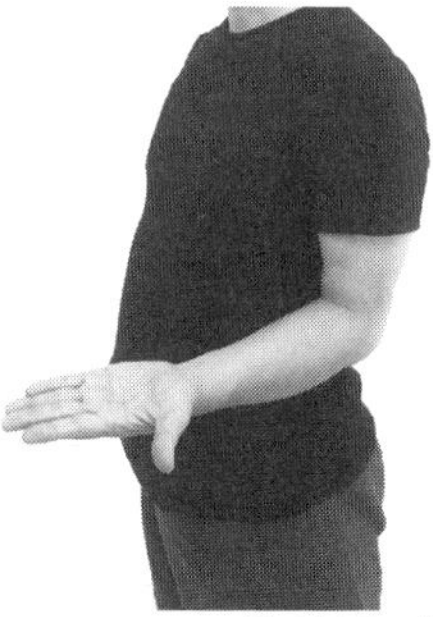

26-1：脇を締めて基本のポジションに

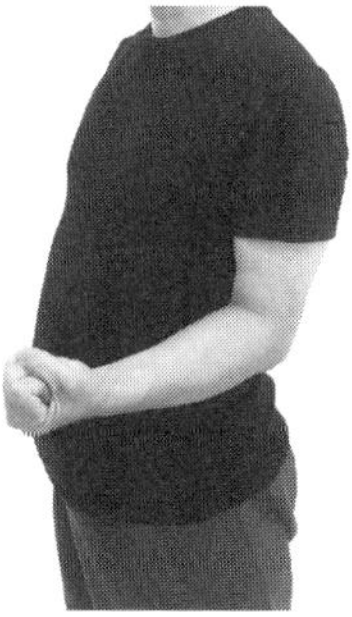

26-2：拳を作る

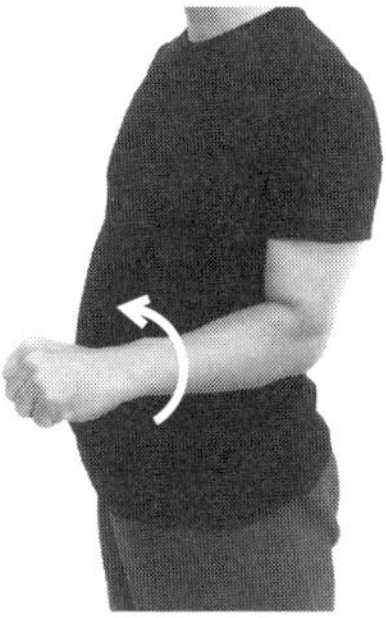

26-3：腕を回内させる

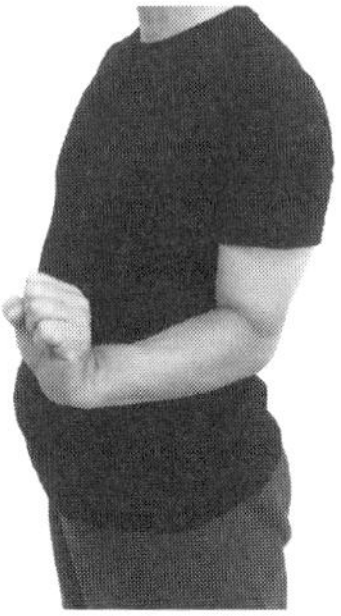

26-4：そのまま背屈

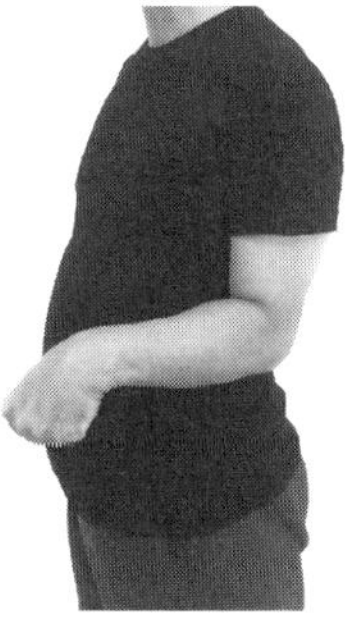

26-5：掌屈。撓・尺屈の方向に入らないように注意

小指側から動かすように意識してください。

手首を太くしたり筋力を強化するトレーニングではなく、動きを正確に行うトレーニングですからその点に注意してください。

手関節の背屈と掌屈をトレーニングする理由は、体幹の力を漏らすことなく末端に伝えるためです。そのため、橈屈と尺屈方向の運動は主運動の調節運動と考えています。ですから、捻じれのない（橈屈と尺屈を加えない）純粋な橈骨手根関節による背屈と掌屈を可能にしたいのです。背屈と掌屈に、橈屈と尺屈を加えてしまうのは、手指骨の方向に誘導されるからです。

まずは、手指骨を定位置で使うことに慣れるのが先決になります。

手指には、それぞれの役割があります。第一（親指）と第二指（人差し指）は巧緻性を持った運動を行い、第三（中指）〜第五指（小指）は物をつかむ器官です。全体としての手は感覚を持ち、物を識別・区別し、高度の精巧さを持った器官なのです。

手の中心は第三指（中指）と有頭骨です。しかしながら、橈屈と尺屈を加える手の使い方に慣れていると、中心が第二〜第一指方向へずれ、本来の機能を発揮できません。

どのような競技や作業でも手は機能的に使いたいものです。

ポイントは手指の役割を理解し、やわらかく使うことにあります。手関節に橈屈と尺屈を加えてしまう理由は、先ほども述べた腕橈関節と胸鎖関節の運動不十分によって生じます。手関節のトレーニングといえど、人間の骨格構造に適した姿勢・構えを踏まえて行う必要があるのです。

7 拳のポジション――体幹から指先まで

拳の握り方は人それぞれいろいろです。「ジャンケン！ ぐー！」（写真27−1、2）「ぐー！」が苦手だという人もいます。どのような握り方を拳というのでしょうか。指の運動方向に個人差があるようです。わかりやすくいえば、使い方の癖です。

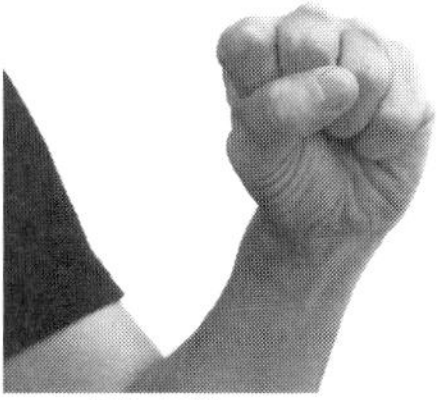

27-1：正しい拳。手のひらの中央に指が収まっている

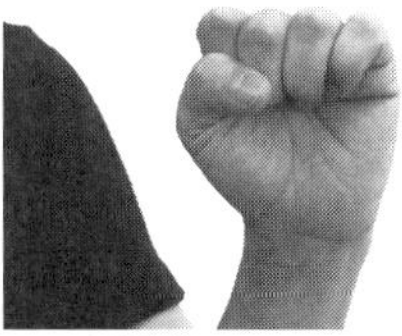

27-2：扁平手。感情線に指が揃っている

手の平（掌）がペラーンとした、扁平足ならぬ扁平手が急増しているように見受けられます。

手は巧緻性をもった運動を行うとともに物をつかむ器官で、感覚を持ち、物体を認識・区別する高度な精巧さを持った器官なのです。いわば複雑な精密機械のようです。となると、操作方法は重要です。

写真27‐2は、腕を壊しやすい拳《こぶし》。指が収まっておらず、不安定です。指の運動方向を確認しながら拳をまとめてみてください。手の平（掌）の中に指が収まればＯＫ。上手くいかなければ練習が必要でしょう。

また、写真27‐2のように拳を握ると、手相でいう感情線に指が揃ってしまいます。これではいけません。

指が生えてくる方向（骨がついている方向）に折り曲げましょう（写真27‐3）。きちんとした拳を握っていると、生命線と運命線がくっきりしてきます。きちんと拳が握れるような身体の使い方ができていれば、長生きして当然なのだと思います。それくらい、この拳の使い方は重要です。昔の武芸の達人などは、きっと生命線が深くて長かっただろうと思われます。

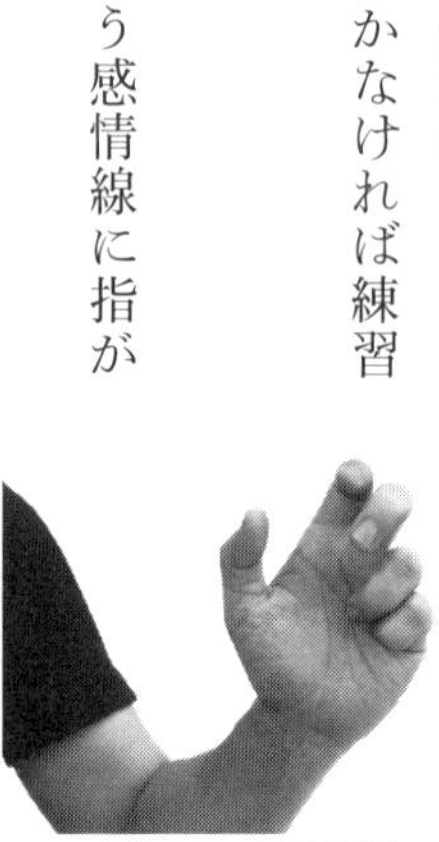

27-3：小指から、骨の方向に指を折っていく

小指がしっかりと曲げられないと手首が弱くなります。小指側というのは、そこから背中に伝わっていく力のラインを形成しています。親指側が胸のほうに伝わっていくライン。小指側は背中に廻っているので、だから肩甲骨が使えるわけです。

指の変形性関節症などで悩まれている方の場合、指の使い方、方向性に問題があると思われます。

そのような場合でも、小指から順番に、骨の生えている方向に最初はゆっくりまげていく、ということだけでも十分にトレーニングになります。慣れてきたら、すばやく小指から折りたたんで拳を作れるように鍛錬しましょう。

野球のバット、テニスのラケット、竹刀などの握り方も、かならず小指から順番に握り込むようにします。その際、あまり強く握り締めないで、ふわっと柔らかく握ることが大事です。

そう考えていくと昔ながらの「雑巾《ぞうきん》絞り」などは、訓練法としてとても優れていたのだと思います。お手伝いをしながら、身体が整っていく。日常生活の動きの中で身体の構造を発見していくことが大切だと考えています。

8 お腹のポジション――腹圧をかける

運動においては、お腹に圧をかけた状態で動けるようにしたいのです。腹圧があることで、体幹が腰で折れ曲がらず、股関節から動くことができるようになるからです。逆にお腹がぺちゃんこ（カニ腹）では、お腹に折れ目ができ腰から曲がったり、腰で動きやすくなってしまうのです。

腹圧がかけられるようトレーニングしましょう。

といっても、腹圧には誤解があります。

いわゆる腹筋運動では腹直筋、腹筋群を収縮運動させます。一九七〇年代、ブルース・リーは男子の憧れでした。カニ腹、割れた腹はボディバイブルとなり、皆筋トレに励んだものです。しかし、カニ腹、割れた腹には落とし穴がありました。それは、「健康に悪い」ということです。収縮された腹筋群により内臓器は圧迫され、腹圧もかからず、腰痛持ちが続出しました。

東洋医学でいう臍下丹田とは、へその下あたりにある丹田と呼ばれるところ、心身の精気の集まるところという意味です。いつの頃からか、「腹に力を入れて（込めて）」ということを腹筋群を収縮させることと思い誤り、腹＝丹田は力を入れる（込める）場所だという思い違いが広がってしまいました。

臍下丹田は、精気の集まる箇所を示す言葉で、力を入れる（込める）という意味ではありません。

着物や道着の帯は、単に上着がはだけないようにするための紐や飾りではないのです。

帯はきつめに締めることで、腹圧を帯に反射させ、身のこなしを良くするためのものです。相撲のまわしや六尺褌なども同様です。

近年のダイエットブームでは下腹の脂肪が気になるからと、お腹を凹める女性が増えましたが、それでは脂肪は厚みを増すばかりで、さらにさまざまな身体の問題へと広がってしまっています。

腹《はら》は生命にかかわる内臓器、腹大動脈や下大静脈などの重要な血管があり、昔の武士が腹を切って（切腹）命を絶ったといわれるのも、それが故です。腹は縮めても凹ませても健康に悪いのです。

ですから、腹は「腹筋群を伸張させて」腹圧をかけましょう。

体幹の運動は、主に腸腰筋と腰方形筋といった深層筋によって行われます。腹筋群は内臓器を保護するため、伸張を維持し股関節（ヒップジョイント）を中心に体幹の運動を行うのです。

9 腹圧トレーニング

腹には柔軟性が必要です。

「凹《へこ》ませて、膨らませる」。この上下の可動域は大きいほどよいでしょう。

特に、腹を膨らませる腹筋群の伸張に重点をおいてください。

セミナーやレッスンで腹圧の説明をしますが、腹圧をかける感覚がわからず首を傾げていらっしゃる方が多いです。なかには、まったくわからない人も。感覚がわからない場合は、他者の手で腹に抵抗を加えてもらって、その手を腹で押し返すよう腹筋群を伸張させましょう。慣れてきたら胸〜腹の全体が蒲鉾状に膨らむようイメージして行うとよりよいです（写真28―1〜4）。

注意することは、腰で反らさないこと。

ポイントは、呼吸に関係なく腹筋群を操作できるようにすることです。

腹筋群の伸張時は背側の脊柱起立筋や殿筋群

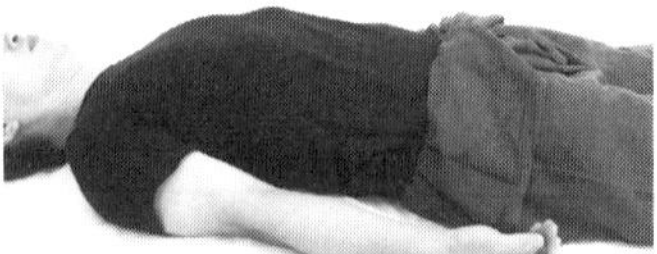

28-1 : 腹を凹ませる

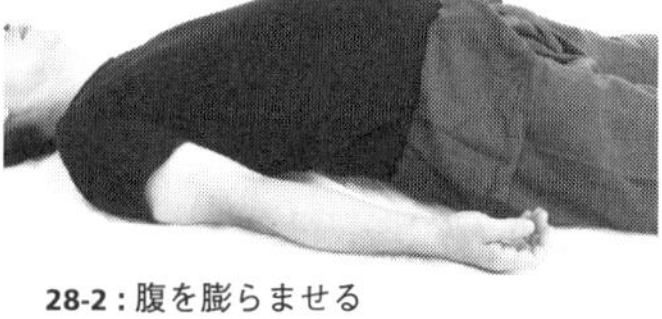

28-2 : 腹を膨らませる

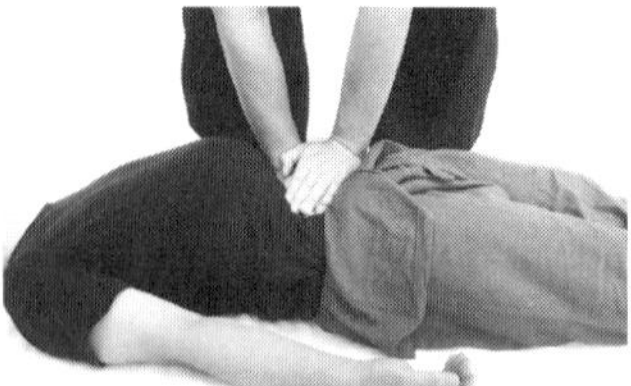

28-3 : 手をおいて、圧をかけてもらう

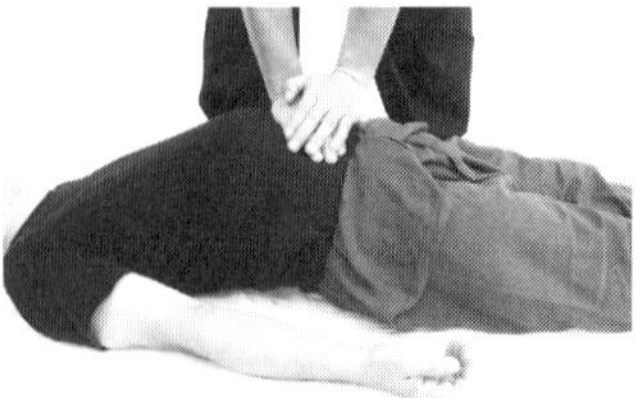

28-4 : 圧に負けないように
腹圧をかけていく

が収縮します。慣れないうちは、収縮ポイントが腰椎付近などの部分になることが多いです。これが身体操作の難しさであり、おもしろさでもあります。

股関節の動きには腹圧は必要不可欠です！

10 腸腰筋を鍛える？

腸腰筋《ちょうようきん》とは腸骨筋《ちょうこつきん》、大腰筋《だいようきん》、小腰筋《しょうようきん》を合わせていいます。

腸腰筋はインナーマッスルといわれていますが、インナーマッスルとは造語で解剖用語ではありません。

また少し難しい話になりますが、解剖学的に言うと、次のようになります。

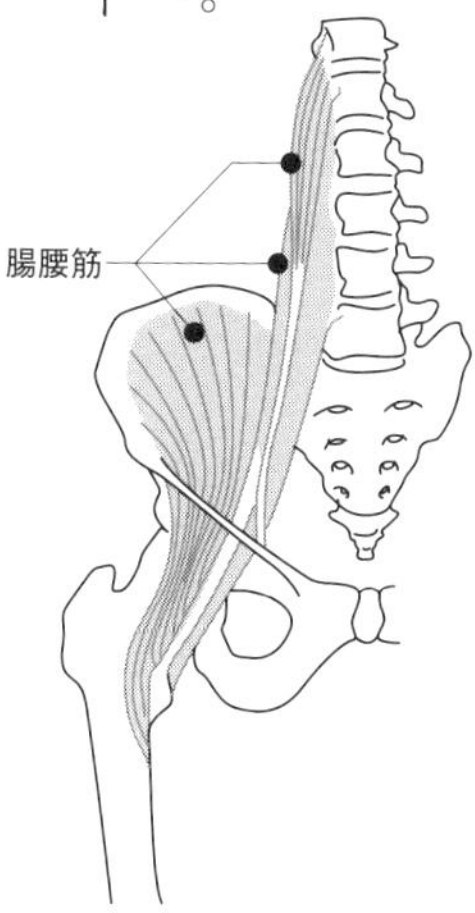

【腸骨筋】

〔起始・経過〕腸骨の上縁および内面（腸骨窩）から起こり、下内側方に向かう。

〔付着〕大部分は大腰筋の内側に合し、一部分は筋裂孔をへて直接に大腿骨の小転子。

〔作用〕大腿骨を、外側方に転ずる。

【大腰筋】

〔起始・経過〕深・浅二頭を区別し、先頭は第一二胸椎〜第四腰椎の椎体および肋骨突起から起こり、深頭はすべての腰椎の肋骨突起から起こる。ついに、両頭は合して下外側方に走る（両頭の間には腰神経叢があり、両頭をへだてる）。

〔付着〕筋裂孔をへて、大腿骨の小転子。

〔作用〕股関節を屈し、大腿骨を前上方に挙げ、同時に外旋する。下肢を固定するときは、腰椎および骨盤を前下方に引く。

【小腰筋】

〔起始・経過〕第一二胸椎および第一腰椎の椎体外側面から起こり、大腰筋の前面を下る。

〔付着〕腸骨筋膜に分散し、これとともに腸恥隆起にいく。

〔作用〕腸骨筋膜を張り、腰椎を外側方にまげる。

スポーツの世界でも腸腰筋の重要性が言われています。

TVでも、ウサイン・ボルトやアサファ・パウエルといった一流のスプリンター・選手の腸腰筋は発達している、と報道されています。

だから、腸腰筋を鍛えましょう。

って……。ちょっと、待った！

辞書によると、トレーニングとは「十分な科学的裏づけによる構成、展開を必要条件としている」とあります。

では、ご自身の腸腰筋はどのような状態なのでしょうか？

現状がわからなければ、構成、展開できませんね。

腸腰筋は深層に位置する筋肉で触察するには困難な筋肉です。骨格位置と筋肉、股関節の可動、問診を併せて状態を把握すべきでしょう。

ポイントは骨盤の位置関係です。


【骨盤の位置】
・骨盤前傾
・骨盤立位
・骨盤後傾

腸腰筋は「骨盤立位」から「骨盤前傾」で作用する筋肉です。

骨盤後傾の場合は腸腰筋トレーニングをする前に、骨盤立位のトレーニングをすることから始める必要があります。ほとんどの日本人は、ここからのスタートとなるはずです。

腸腰筋の中の「腸骨筋」は骨盤が後傾すると、内臓の重みを直接受けるため伸張（のばされた）状態で固定されます、それに伴い「大腰筋」が引っ張られ収縮（ちぢむ）状態で固定され、「腸腰筋」はうまく働きません。

そうなると上体の重みも内臓の重みも、全部骨盤内にかかってくる。それでは大腰筋も腸骨筋も働くことができません。引っ張られて動かせない筋肉を鍛えることはできません。ただし……、骨盤立位にすると、自然とそれらの筋肉が正しい位置に戻ります。ですから、その状態から存分に使うことができる。

骨盤を立位以上にすることができるようになったら、腸腰筋が連動伸張反射（脊髄反射）で働くようトレーニングをすすめていきます。連動伸張反射とは大脳皮質を経ない（脳からの命令を待たないで）で、脊髄にある反射中枢を介して起こる反射です。代表的なものに膝《しっ》蓋腱《がいけん》反射・アキレス腱反射などがあります。

深層筋のトレーニングとは、一つの筋肉のためのトレーニングではなく、理想的な骨格位置を探るためのトレーニングといえるでしょう。

局所に絞ってトレーニングするよりも、全体を通して位置を考えた方がよいと思います。

また、余談ですが、内臓というのはとても重たい。ですから、その重い分だけ腸腰筋に負担を与えているのです。だから、できれば食べ過ぎや夜食には気をつけてもらいたいと思います。内臓を休ませて、張りを保つことが大切です。

11 大腰筋と腸骨筋のメカニズム

日本人には猫背の人が多いですね。

猫背の姿勢では骨盤が後傾してしまっています。

「骨盤後傾」は、足の付け根である股関節（ヒップ・ジョイント）を動かすための筋肉を固めてしまうことになります。私たちは股関節にブレーキをかけ続けることで、人体構造上さまざまな問題に直面しているのです。

問題の解決は、まず「骨盤立位」に正すことです。

そのトレーニング方法として、これまでいくつかの「骨盤おこしトレーニング」を紹介しています。「骨盤おこし」は単に骨盤だけを修正するものではなく、腹、胸と胴体をワンセットとしてトレーニングするものなのです。

足の付け根は股関節ですが、股関節を動かす筋肉は、お腹のレベルまで付着しています。

ここでは詳しく述べませんが、腕を動かす筋肉もお腹のレベルまで付着しているので、「胴体」をワンセットとしてトレーニングする必要があるのです。

股関節を動かす筋肉でお腹のレベルまで付着している筋肉には、腸腰筋（腸骨筋・大腰筋・小腰筋）があります。「骨盤後傾」では腸骨筋が伸張、大腰筋と小腰筋が収縮で固められてしまっています。固めた腸腰筋を解除するためには、骨盤と腹の関係、強いては胸を含めた胴体の関係を正さなければなりません。

それらを意識せずに腸腰筋を鍛える、ということはできないのです。

骨盤立位が維持できるようになると、腸骨筋の持続的な伸張（のびている）状態が解除されます。腸骨筋は内臓器等の重みを直接受けやすく、持続的な伸張状態で固められていることが多い。内臓器が腸骨筋の負荷となる理由のひとつに、大腰筋の持続的な収縮状態があります。腰椎を前下方に引くことで、腹腔内が狭窄（狭い）状態になり腹腔内圧が低下し、内臓器が下方に落ちてしまうのです。

大腰筋の持続的な収縮状態を解除するのには、骨盤立位に加え、腹と胸の関係を正さなくてはなりません。

腰椎や股関節等に起こる疼痛《とうつう》や機能的問題の多くは、人体構造に適した動きをしないために起こっています。

大腰筋と腸骨筋は「腸腰筋」として働くこと、強いては「身体」として働くことが大切です。腸腰筋は深層筋であることから、直接的に筋肉を確認することは難しいでしょう。しかし、「身体」として骨格のポジションなどを確認すれば、容易に「腸腰筋」の状態を把握することができます。

何か身体にぎこちなさを感じたら、部分（腸骨筋や大腰筋）のトレーニングではなく、全体（身体）のトレーニングをすることをお勧めいたします。全体の関連に意識をむけることで自分自身（身体）がより理解できるようになるでしょう。

12 膝関節のポジション――真っ直ぐで遊びのある膝

真っ直ぐで遊びのある膝をつくりましょう。

膝関節は、人体で最も大きな蝶番関節です。

膝関節を構成する骨は、大腿骨《だいたいこつ》、脛骨《けいこつ》、膝蓋骨《しつがいこつ》で、

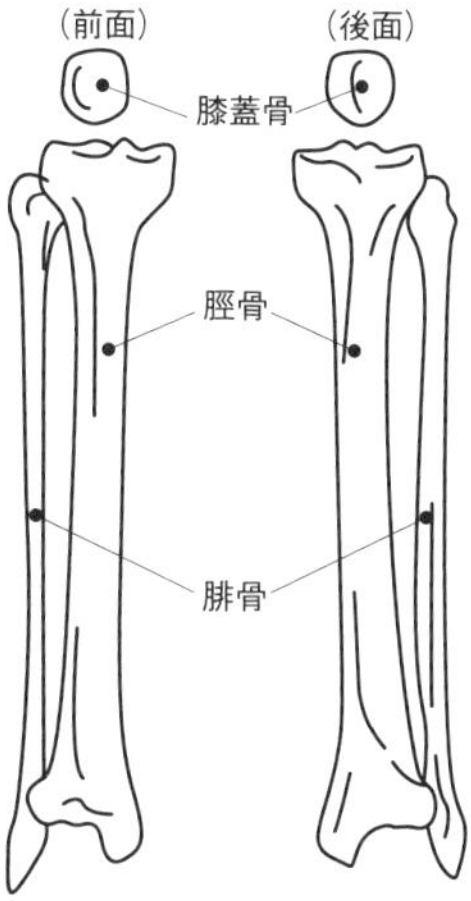

腓骨《ひこつ》は膝関節と足関節の連動に関与します。

大腿骨と脛骨の関節面は、線維軟骨からなる外側半月と内側半月によって補われています。また、膝横靭帯、前後膝十字靭帯、外内側側副靭帯、斜膝窩靭帯、弓状窩靭帯、外内側膝蓋支帯などの靭帯により強固に補われています。

膝関節は構造上、大きな屈伸運動と安定性を要求される関節で、このため強靭な靱帯と強力な筋群がこれを助けています。解剖学的には蝶番関節《ちょうばんかんせつ》とされていますが、膝の屈曲、伸展に伴いわずかな回旋運動を伴います。

屈曲するにつれ、脛骨は大腿骨に対して内旋し、屈曲位から伸展すると脛骨は外旋します。完全伸展位に近づくとこの回旋運動は大きくなります（終末強制回旋）。

膝の運動に協力する筋肉は、

伸展：大腿四頭筋、大腿筋膜張筋
屈曲：半膜様筋、半腱様筋、大腿二頭筋、薄筋、縫工筋、膝窩筋、腓腹筋
内旋：半膜様筋、半腱様筋、薄筋、縫工筋、膝窩筋
外旋：大腿二頭筋、大腿筋膜張筋

など多くの筋肉が協力しあいます。

膝関節は頑丈な関節であるから、使い方さえ誤解しなければ、そうそう壊れるものではありません。

膝の方向を確認してみると、接地の際、膝関節は、膝頭が第三（中指）、第四（薬指）趾の方向に屈曲されます。

しかし、多くのスポーツ選手を見ていると、膝関節の方向を誤解し、膝頭を第一趾（内側）に屈曲しています（拇指球への加重）。

これでは、膝関節に外反ストレスがかかってしまい、スポーツ障害の原因になります。選手自身やってはいけない動作だと知っていても、実際の動作では無意識に行っているのです。膝を壊して泣く前に膝の方向を確実にすべきなのです。

膝をやわらかく接地することも大事です。

接地の際、地面の衝撃をやわらげるよう、一歩、一歩を大切にしてください。

動作における一歩、一歩の衝撃の蓄積は、身体に想像を絶するダメージを与えつづけます。接地は、ソフト・フラット接地（一三九頁）を念頭に置き、膝関節をやわらかく使いましょう。

また、立位時（真っ直ぐ立っている時）は膝窩筋《しっかきん》を収縮しないようにしてください。「膝をやわらかく使う」というのがハイレベルなスポーツの世界では常識です。格闘技には、相手の関節を完全伸展方向に固め（ロック）、降参させる関節技があります。

運動において重心を運ぶ関節をロックされてしまうと、もはや運動不能になってしまいます。ウォーキングなどで、「膝をしっかり伸ばし、踵から接地する」という方法が一般的になっていますが、これで膝関節を完全伸展してしまう人が多いのです。

膝関節を完全伸展（のばす）させた歩行は、一歩一歩が蓄積されダメージとなり、関節に負担をかけ変形や怪我を引き起こし身体を壊してしまうこともあります。

膝窩筋は、ひらめ筋起始部のすぐ上方の深部にある平たい三角形、あるいは四角形の筋で、外側上方から内側下方斜めに走っています。

ポイントは膝の内側にゆとりをもたせることです。

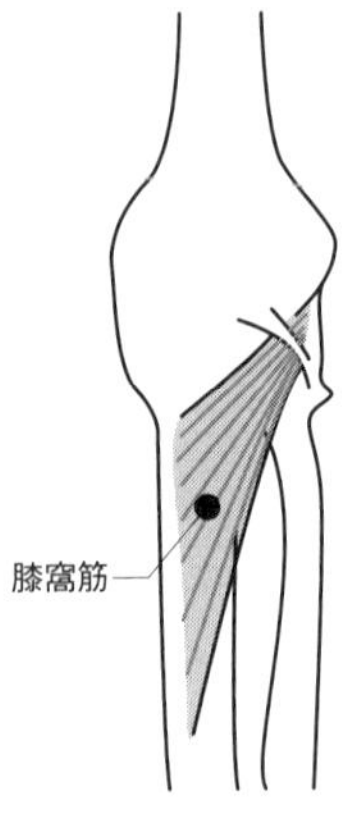

13 膝関節トレーニング

上記を踏まえて、着地の練習をしてみましょう。

【膝関節トレーニング】

大きくジャンプ→深くしゃがみこむように着地（写真29-1、2）

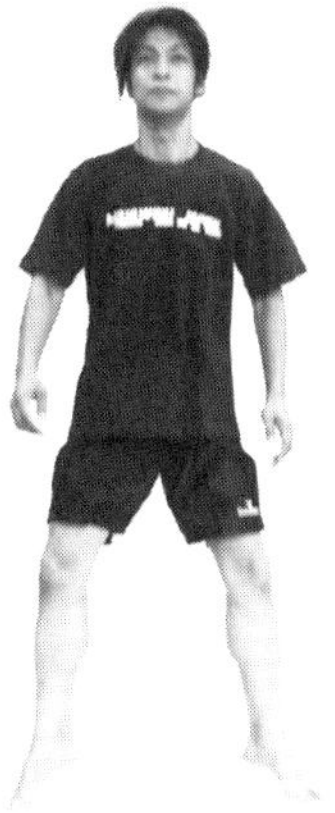

29-1：ジャンプして

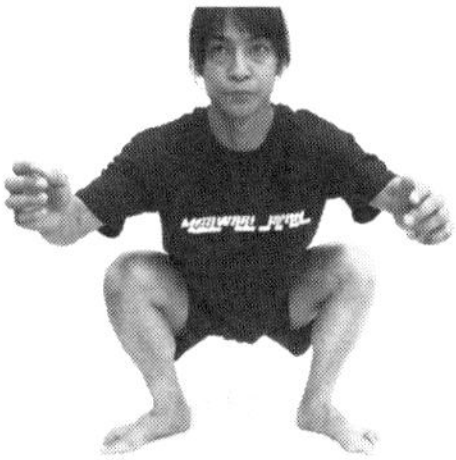

29-2：深くしゃがみこむように、柔らかく着地

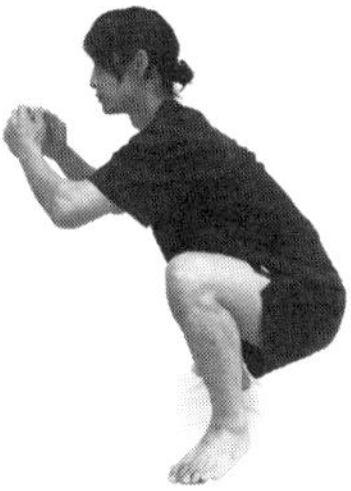

29-3：横から

ドスンと着地して、膝を内側に入れない（写真29-4）ように注意しましょう。

衝撃を最小限にやわらげることができるよう、ふんわりと足底アーチ（ソ

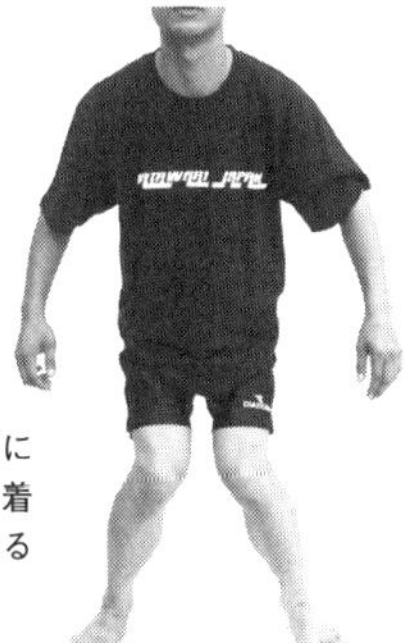

29-4：着地の際に膝を内側に入れるのは厳禁。拇指球で着地すると、膝や足首を痛める危険がある

フト・フラット接地）と骨格でエネルギーを吸収します。大切なのは骨格構造に適したポジションをつかむこと。そのためには重心位置をしっかり把握する必要があります。

ゆっくり走り（一五〇頁参照）も下半身のトレーニングには最適です。

ゆっくりとした動作の中で、確認を繰り返し、膝の遊びとゆるめを意識的にできるようにトレーニングしましょう。

14 脛骨を立てる（脛腓関節）

膝をゆるめることができたら、すね（脛骨）を真っ直ぐに立てるトレーニングをしていきます。

下腿の基礎となる骨は、脛骨と腓骨です（一二七頁図参照）。

脛骨は強力な骨で大腿と足を連結しています。そのため、すね（脛骨）を真っ直ぐに立てること（脛骨の垂直感覚）は非常に重要です。

しかし、多くのスポーツ選手は自身のすね（脛骨）が傾いていることに気づいていません。このすね（脛骨）の傾きにより、身体を筋力で支えなければならず、筋力が強くてもすぐに疲労してしまい、疲労骨折などの怪我につながってしまいます。

X脚、O脚の問題は脛骨を真っ直ぐに立てる習慣で直します。

　スポーツ選手は脛骨を真っ直ぐに立てる習慣で強くなります。

世界の脛（すね）です！

　すね（脛骨）傾きの確認方法は、イスに腰掛けて脛骨を垂直（長軸方向）に圧迫してください。脛骨が垂直でなければ不安定に、垂直ならば安定します**（写真30）**。


腓骨が垂直になったら、脛腓《けいひ》関節《かんせつ》を可動させましょう。

　次の節とも関連していますが、足関節を背屈させると、動かすことができます。

　脛腓関節はほとんど動かない半関節で、代償《だいしょう》性関節《せいかんせつ》とも言われています。それは、足関節（＝距腿関節）で最大の背屈がおこると距腿関節《きょたいかんせつ》は窮屈になり、代わりに脛腓関節が動くためです。この、脛腓関節が可動する足関節最大背屈が運動の重要なポイントになります。

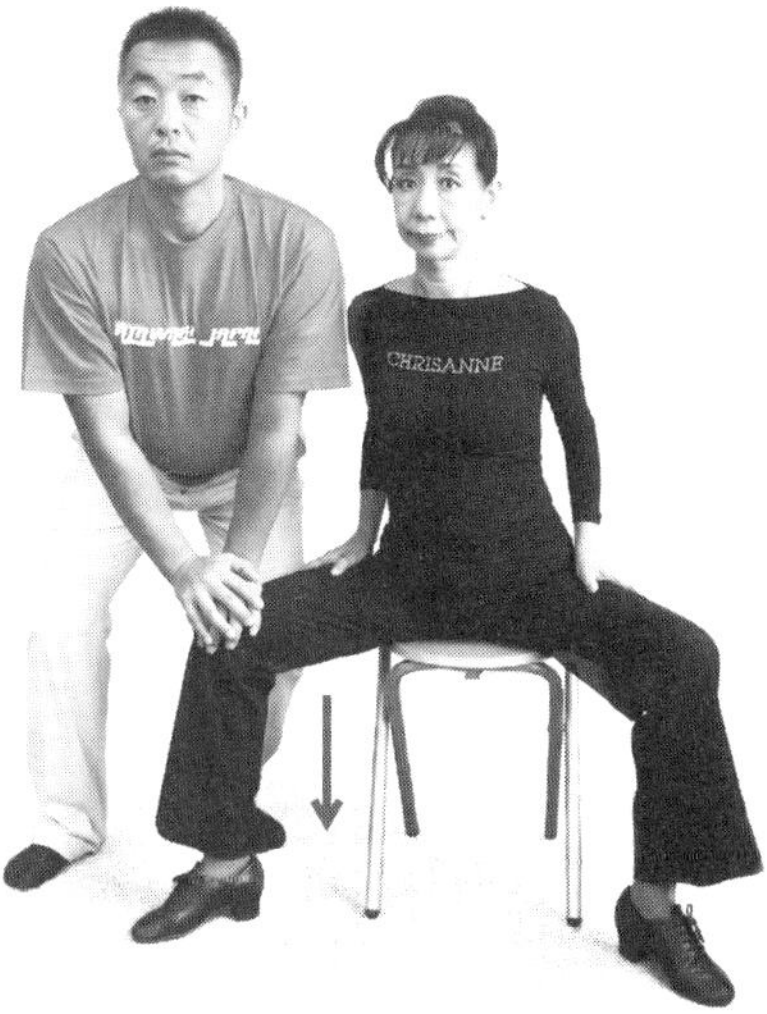

30：脛骨が垂直になっていると、押されてもブレない

15「足関節」（距腿関節）背屈・底屈トレーニング

【背屈・底屈トレーニング】（足関節の背屈と底屈）

・趾トレーニングのポジション（写真31-2）、股割りポジション（写真17-5）で行う。

①趾《あしゆび》を握りこむ。
②趾を握りこんだまま足関節を背屈《はいくつ》する。
③次に趾を握りこんだまま足関節を底屈《ていくつ》する（膝～脛～親指まで一直線に）。
④底屈と背屈を繰り返す。

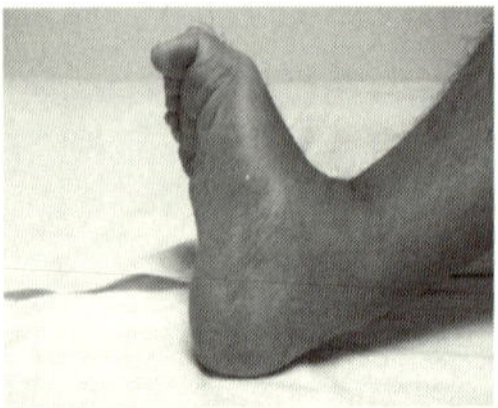

31-1：足関節の背屈

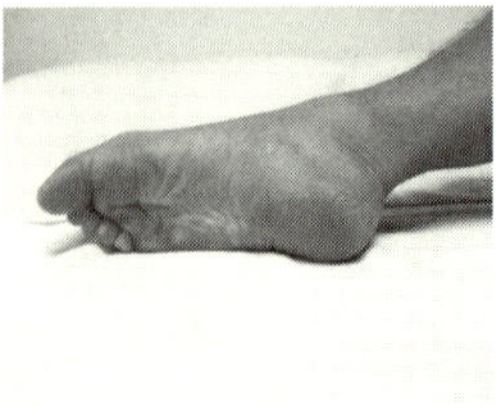

31-2：足関節の底屈

小指の意識が薄いと足関節に捻じりが入るので注意する。

趾と足関節の可動が少ない人は足の筋がつる場合があります。しかし筋がつるのは悪いことではありません、無理をせずゆっくり地道に続けることでつりはなくなり可動域は増すでしょう。

大事なことは距骨下関節と距踵舟関節の捻りを抑えることです。

一般的に足関節とは距腿関節のことを言います。距腿関節は蝶番関節で背屈と底屈運動が可能です。足関節の運動には背屈と底屈のほか外反・内反、回内・回外、内返し・外返しといった回旋運動が可能です。これは、距骨下関節と距踵舟関節の車軸関節による運動です。

スポーツ選手は、接地や脛骨の傾きの問題により、足関節にさまざまな捻り癖をもっています。ソフト・フラット接地に仕上げるためには、これら距骨下関節と距踵舟関節の捻りを抑えなければなりません。

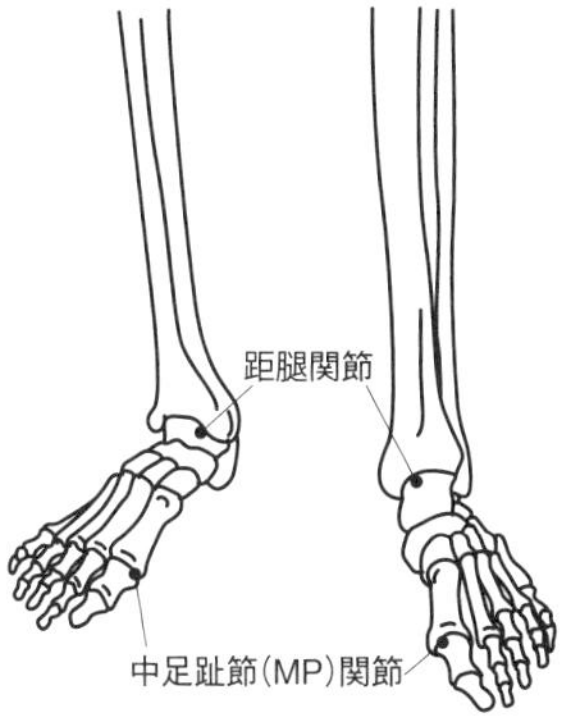

足関節の背屈は、脛腓関節が可動する最大背屈を目標にします。それには前脛骨筋が作用します。しかし、背屈の際に外反や内反を入力してしまう選手が多いのです。正確な背屈入力を心掛けることが大切になります。

足関節の底屈は小趾側が床に付くよう股関節の回旋運動を養いながらトレーニングを行います。底屈の際には、距骨滑車が後方で小さくなっており、距腿関節に遊隙ができるので動揺運動（遊びのある状態）を行うことができます。動作の際、クラシックバレエの爪先立ちなどで距腿関節に負荷が集中しないよう「遊び」があるのです。多くのダンサーは距腿関節に負荷（鎌足・バナナ脚）をかけすぎて身体を壊しているように見受けられます。底屈はサッカーのシュートでも重要です。

人間の骨格構造は関節運動で重心を移動させる仕組みになっています。歩行や走行などの身体運動でも足関節の背屈運動は欠かせません。

特に、階段などの段差を登るときに、きちんと足関節の背屈を行うと予想以上に楽に動けることがわかります。ぜひ試してみてください。

16 趾《あしゆび》の握り

股関節のトレーニングでは趾《あしゆび》の握りが欠かせません（写真32－1、2）。股関節は脚を動かす関節で、そして足の指先までが脚だからです。

拳をつくるように、しっかり握りこみましょう！

トレーニングでは、しっかり握りこんだら、小指を引き剥がしてもらいましょう。

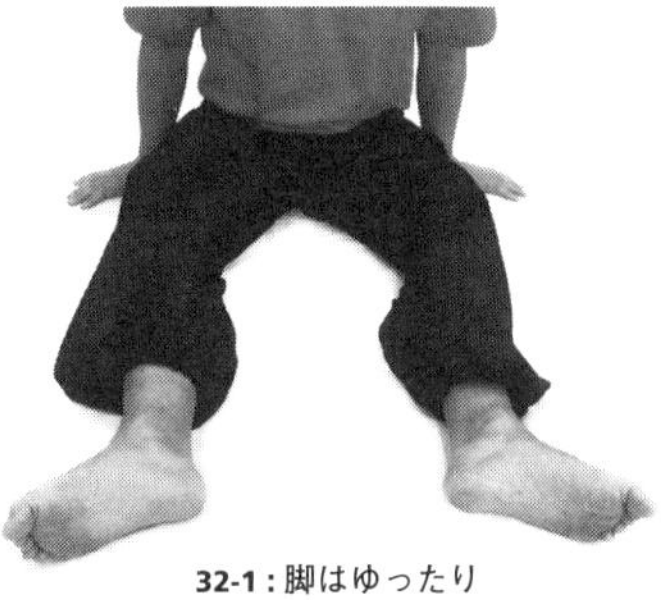

32-1 : 脚はゆったり外旋させておく

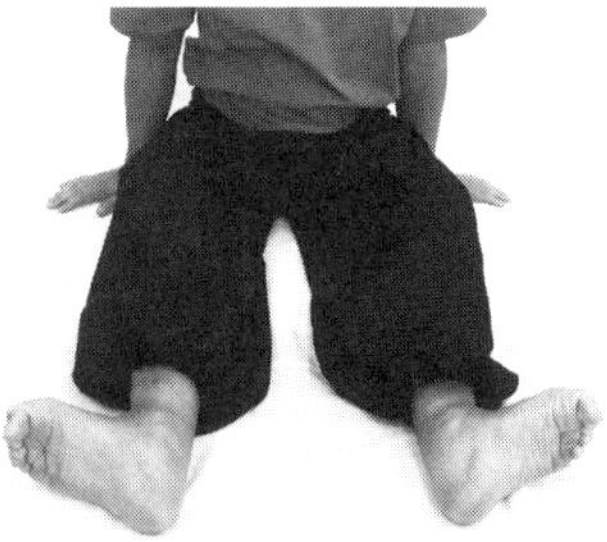

32-2 : 足首の背屈、膝の遊びを保ったまま、小指から握りこむ

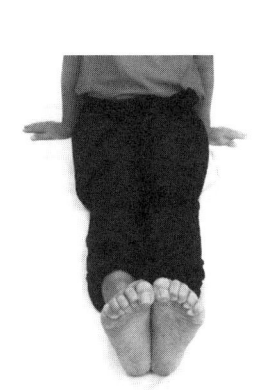

32-3 : 脚を内旋させ、揃えてしまってはNG

引き剥がされないように、頑張って。

また、道具をつかって趾を鍛えることもできます。
牧神《ぼくしん》の蹄《ひづめ》は鼻緒のない下駄として開発された趾トレーニングブロックです。

【牧神の蹄（乗り降り、積み降ろし）トレーニング】

①まず、摘まみ上げる。
小指側からトレーニングブロックの「へり」に趾を引っかけ摘まみ上げる。この際、

第一趾（親指）は使わない。そして、膝の頭と爪先（中指・薬指）の向きを揃え股関節からトレーニングブロックを摘まみ上げるように意識する（写真33－1）。

②次に、積み降ろし。

トレーニングブロックを摘まみ上げ右から左、左から右へ移動させ、積み上げたり降ろしたりする（写真33－2）。

③さらに、乗り降り（トレーニングブロックを四つ使う）。

牧神の蹄を趾で掴んで股関節幅に立つ。左右足の前のトレーニングブロックの上に乗ったり降りたりする（写真33－3）。

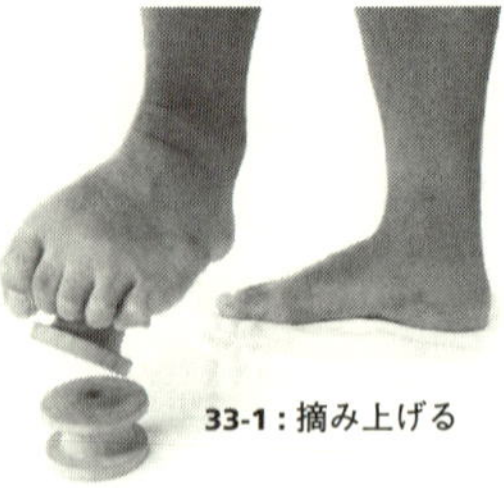
33-1：摘み上げる

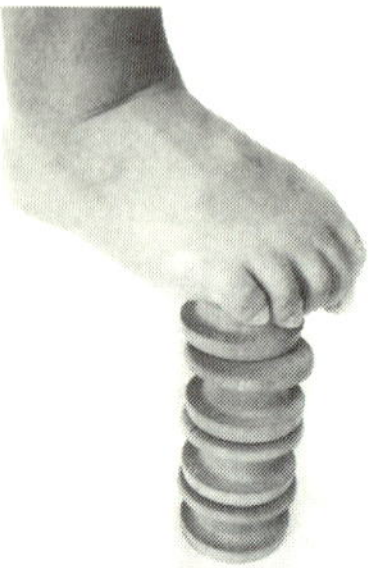
33-2：積み降ろし

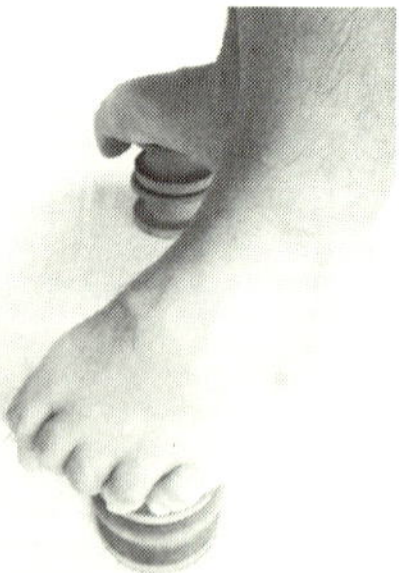
33-3：乗り降り

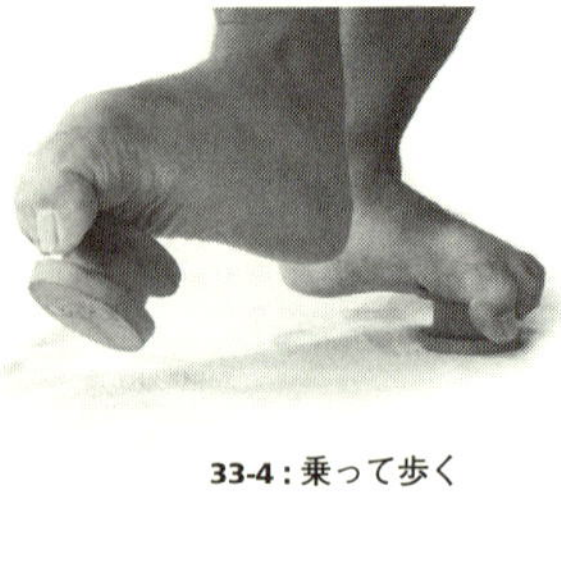
33-4：乗って歩く

以上のことができるようになったら牧神の蹄で歩いたり（写真33―4）、走ったりする。

17 ソフト・フラット接地

接地は「ソフト・フラット」を目指してトレーニングします。具体的なトレーニング法としては「ゆっくり走り」（一五〇頁参照）をお勧めします。

ソフト・フラット接地とは「柔らかな感覚で足裏全体で接地する」ということです。足には中足趾節関節、リスフラン関節、ショパール関節などいくつもの関節があります。それらを固めないことがソフト・フラット接地をする最大のポイントです。

簡単に言ってしまえば、「踵から着地しない」ということでもあります。

もう一つ重要なことは、ソフト・フラット接地では足底アーチを保つ、ということです。足底アーチを崩さないことが重要なのはいまや常識です。しかし、スポーツ指導現場では矛盾もあるようです。

それは、拇指球で地面を蹴って、拇指球でターンをする「拇指球接地」です。

医学的に見ると拇指球側、つまり内側に加重してしまうと「土踏まず」が潰されて足底アーチが崩れてしまいます。

「土踏まず」は名前のごとく、踏んではいけません。足底には、足底動静脈、神経、後脛骨動静脈といった人体に重要な器官が集合しており、「第二の心臓」と言われるほどです。スポーツ指導者は、多くの選手が激しい競技の中で、心臓に負担をかけ続けている事実を理解する必要があるでしょう。

「フラット接地」とは、拇指を除く四趾のMP関節接地のことをいいます。重心をここにかけます。


しつこいようですが、土踏まずを踏んで足底アーチ（写真10－1参照）を潰してはいけません！接地は、足底アーチを保ち、土踏まずを除く全体で行います。

靭帯《じんたい》は疲労することなく、筋より大きい抵抗力をもっています。しかし、過伸張（伸ばされすぎる）されると、抵抗力を失ってしまいます。運動を生み出す「反射」を作動させる靭帯装置の中でも底側踵舟靭帯は弾性がありバネ靭帯ともいわれています。けれども、土踏まず側に加重することで、足底アーチを潰し、バネ靭帯などを過伸張させ、靭帯装置の機能をオフにしてしまうことになります。

私たちは地面を蹴り出すこと、つまり筋力運動に慣れてしまっています。足には靭帯装

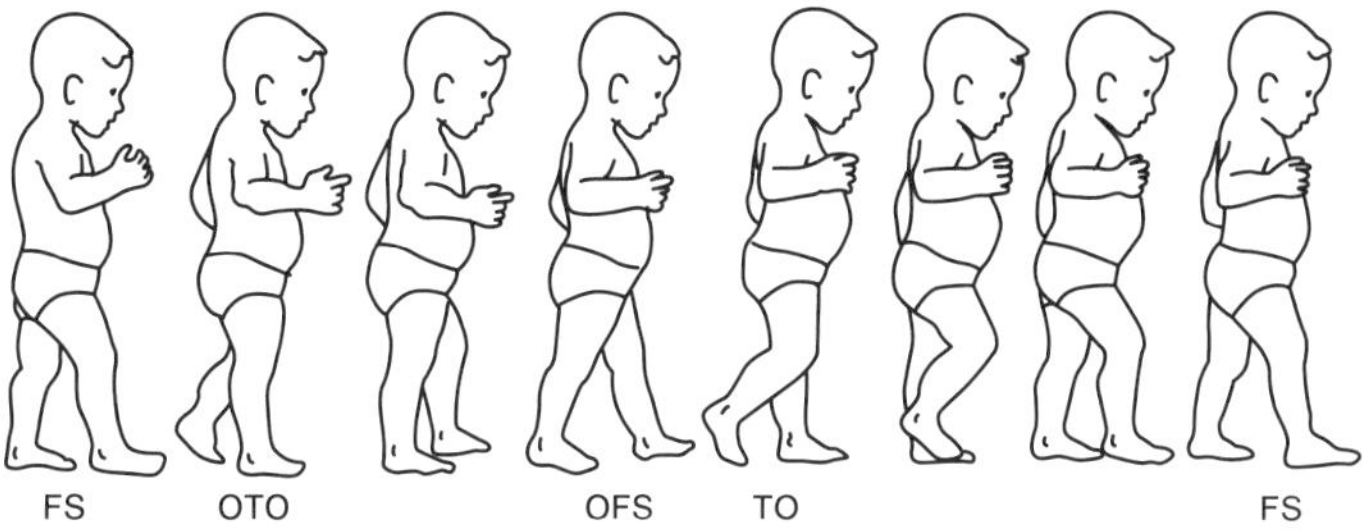

1歳児の歩行のパターンのスケッチ（Sutherland 1984）
FS：右足底接地　OTO：左足指離地　OFS：左足底接地　TO：右足指離地

置というすばらしい機能が備わっていることを、人間の骨格構造に適した姿勢・構えから見直すべきではないでしょうか。

ソフト・フラット接地は足の靭帯装置をオンにし、連動伸張反射を作動させ効率の良い運動を生み出すのです。

見習うべきは赤ちゃんの歩行です。

小児歩行を参考にすると、運動が重心の移動であることがよくわかります。上体（自重）が常に運動方向へ移動し、後ろに重心が残ることはありません。よって、後ろ足で蹴り出す筋力を使うことなく、運動効率がとてもよいのです。

さらに、足底を平らに全体で接地する方法は、下腿（脛骨）の長軸方向（脛骨の垂直感覚）で自重を支え、足底アーチが衝撃を緩衝する合理的な方法になっています。

18 土踏まずを踏んではいけない

「土《つち》踏《ふ》まず」を辞書で調べると、「土踏まずとは、ヒトの足裏にあるアーチ形状である。土踏まずは片足に三箇所（厳密に言えば四箇所）あり、それぞれ、前後方向、左右方向、水平回転方向の姿勢制御を容易にする。また、アーチ形状がバネのように作用することで、足にかかる衝撃を緩和させる役割もある」とあります。

つまり、土踏まずとは「足裏のくぼんだところ、立ったとき床に触れない部分、人の足裏にあるアーチ形状」であるといえるでしょう。

イタリア盛期ルネッサンスの偉人、レオナルド・ダ・ヴィンチは、「足は人間工学上、最大の傑作であり、そしてまた最高の芸術作品である」と述べたそうです。足は大小さまざまな計二八個の骨から構成されており、骨は互いに関節を形成し、靭帯や筋肉、腱などの軟部組織で支持され、荷重による強い衝撃にも耐え得る力学的に安定した頑丈な構造を持っています。

また、足底には足底動静脈、神経、後脛骨動静脈といった人体に重要な器官が集合しており、足は「第二の心臓」といわれるくらい重要な器官です。内側（土踏まず）に体重をかけると、これら末端の血管・神経を圧迫し心臓に負担がかかります。

しかし、医学の分野では「足底のアーチ構造」の重要性をいい、スポーツの分野では親指・拇指球など内側に体重をかけ「土踏まずを踏む」ことが常識だという矛盾があります。「スポーツは身体に悪い」というドクターも一部で見受けられますが、一理あると思います。激しい競技の中で、土踏まずを踏み続ければ、心臓に多大な負担がかかるのは当然です。

・土踏まずを踏むことの弊害
心臓に負担をかける（スポーツ心臓）
スポーツ障害
外反母趾
偏平足……など

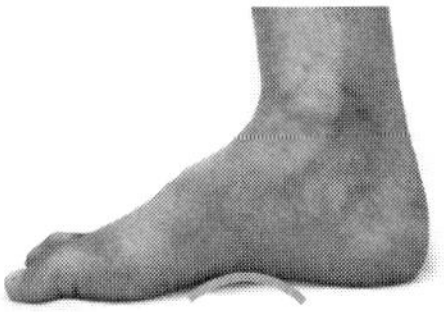
フラット接地

人間の骨格構造に適した「接地」は、「足底のアーチ構造」を保った、土踏まずを踏まない接地です。
だからこそ、正しい接地「ソフト・フラット接地」を身につけ、運動能力の向上、健康な日常生活を手に入れてください。
足の裏のアーチ構造を崩してしまった人は、まずは、

・「第二の心臓」に負担をかけないよう内側に体重をかけないこと

・趾《あしゆび》の動き、感覚を養うこと（趾の握り）

を訓練することから、はじめてみてはいかがでしょうか。

19 拇指球には絶対に重心をかけてはいけない

子供は親の姿や考え方を見て育ちます。それを「常識」として身体にしみ込ませてしまいます。たとえば、食習慣やものの見方などでもそうですが、身体の使い方においても同様のことが起きてきます。

特にご両親がスポーツに熱心に取り組んでいる場合は、ご両親の体癖をお子さんが引き継いでしまう傾向が非常に強い。

なかでも、一番の弊害が「拇指球に重心をかける」ということです。

拇指球に体重をかけることの指導は、いまでも、どの競技でも行われていると思います。テニスでも野球でもゴルフでもそのようです。日本人指導者の中にはこれが常識として存在しているので疑問に思うことはあまりないのでしょうか。

拇指球に重心をかけると、足もとからねじって使うような動作習慣が身に付いてしまいます。つまり、踏ん張って、筋肉によって動くという身体の使い方しかできなくなってしまうのです。内転・内旋・伸展のパターンが作動してしまいます。

また、足の「土踏まずを崩さない」構造も、親指側に重心をかけることで崩れてしまいます。これではフラット接地はできません。

バスケットボールなどでも、拇指球で蹴って、拇指球で方向を転換することがすすめられています。力強く地面を蹴る、といったときに、フラット接地から足裏全体で蹴ればよいのです。しかし拇指球を強調するあまり、足全体とくに膝が内側に入っていってしまい、蹴るためにまた足を伸ばさなくてはならなくなります。

バスケットボールでは膝を内側に入れるのは禁忌です。しかし、拇指球ターンを指導している時点で矛盾が生じてしまっています。結果的に故障を回避するために大腿四頭筋などの動きをストップさせる筋肉を発達させてしまっています。

拇指球で立つことのデメリットは、接地するためにできている足の骨が十分に使えない、ということにもつながります。踵骨・立方骨と小指側の骨で身体を立たせるのが一番効率的なのです。この骨で接地する必要があるのです。

歩くときにも、これらの骨を重心が通過していきます。それを支えることがで

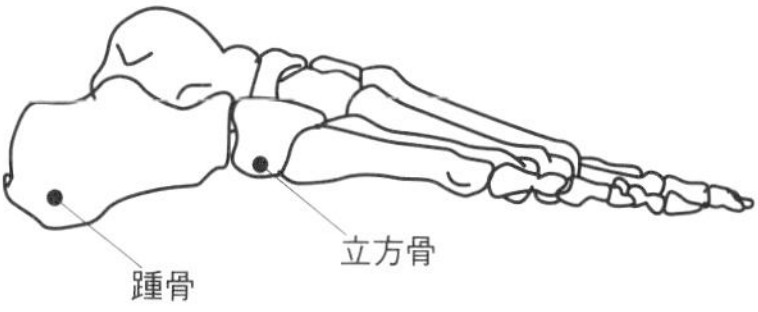

きるほど強い骨なのです。

　といっても、接地については、力んだり踏ん張ったりする必要はありません。あくまでもフラット接地。軽く柔らかく接地する感覚を身につけていただきたいと思います（ソフト・フラット接地）。小指側にしっかりと乗ることが重要なのです。

　この、第四（薬指）趾、五（小指）趾で体重を受けますが、この位置が脛骨がまっすぐ立つ位置にもなってきます。拇指球に乗っていたり、土踏まずのアーチを崩してしまうと、脛骨が傾いてきて、膝が内に入った状態になってしまう（べったり接地）。ですから、十字靱帯や内側の半月板を怪我しやすくなる。


　拇指球に体重をかけないで身体を支える構造を作るには、まずは「足の指で握る」トレーニングから手軽にはじめられます。

　指を開いて、閉じる。これだけです。でも、おそらく大半の人がうまくできないのではないか、と思います。

　手の握りの箇所でもお話しておりますが、指は指の骨の付いている方向に握り込むことで最大限の力を発揮します。ですから、足の指も同様に、小指なら小指のついている方向

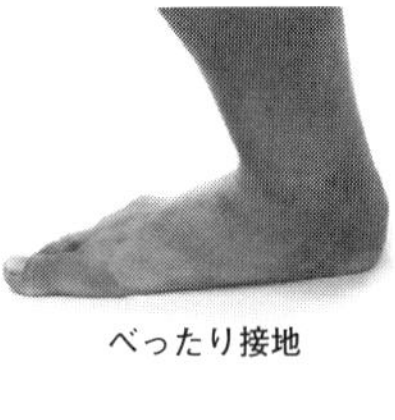
べったり接地

に曲げられるように訓練しましょう。

体幹から末端に、ということで体幹のトレーニングをされていると思いますが、まずは「末端を使う」という感覚が掴めていないと、やはりトレーニングの意味や効果が変わってきてしまうと思います。だからこそ最末端である手足の「指」を使いこなせるようにしたいわけです。

そのためにきちんと小指から順番に足の指を折り曲げる、というトレーニングが効果的だと思います。足の指が動かせるようになってくると、かなり動きの質が変わってくるものです。

もちろん、このトレーニングは外反母趾や扁平足にも効果的です。

はじめのうち、あまり感覚がつかめない場合は、タオルなどを足の指にあてて、小指でつまむ、というトレーニングをするとわかりやすいかもしれません。

足の裏や指が使えてくるようになると、筋肉が作用しやすい位置にくるようになります。反射も使えるので、ほとんど意識的に力んだりすることなく、自然な筋肉の収縮により動き出せるようになるのです。

20 走る→歩く→立つ

スポーツ選手だけでなく、一般の方々にも手軽にチャレンジしていただけるトレーニングとして「ゆっくり走り」があります。

まず、動くためには「走れ」なくてはなりません。

それから「歩い」て、「立つ」。皆さんが考えられているよりも「立つ」のは難しいのです。

きちんと走れないと、股関節にしても重心の扱いにしてもうまくいかないはずです。

赤ちゃんは生まれると、ハイハイして、立って、歩いて、いつのまにか、タタタって走っています。私たちは逆に、「走る」という流れから、「立つ」へと戻ってくることで、一連の身体の動きというものを、構造と照らし合わせながら、気づいていくことができるのではないか、と考えています。

構造動作の場合、「走る」といっても、ものすごいスピードで走るわけではなく、「ゆっくり走る」ということが求められています。とにかくゆっくり走る中で、身体の構造をチェックしていく。歩き方を練習するより、立つことを練習するよりも、ゆっくり走ること。そうして慣れてくると、走り終わったあとに、力感なく歩ける状態がやってきます。

その力感なく歩ける状態を経験できると、今度は立つこともできるようになる。「走る」「歩く」を試してみて、「立つ」に戻って、また「走って」という繰り返しで試してみるのがよいと思います。

これらの中でも最もバランスが取れるのが「ゆっくり走り」なのです。

二本足で立つというなかに人間の秘密がありそうです。動いていればバランスが取れますが、二本足で立ち止まっている、というのはバランス的には非常に複雑なものになります。

ただ、「立つ」＋「止まる」で「立ち止まる」だと、言葉の意味も含めて考えますと「負」（ネガティブ）な要素になってしまいます。そういうニュアンスでとらえてしまうと、骨盤を後傾した、身体を後ろに引いた形でどうしても「立ち止まって」しまう。

そうではなく、すぐに動き出せるように、止まるときも前に重心をおきたいのです。だから「立つ」のはなかなか難しいのです……。

歩くということで言いますと、いまウォーキングが大流行しています。皆さん熱心に歩かれている。見ておりますと、ものすごい力感をもって、踵から着地して膝を伸ばして、のっしのっしと歩いておられます。

私の考えでは、歩くというのは「野良犬」「野良猫」がトコトコ歩いている姿が理想です。彼らはトレーニングしていませんが、構造にあった股関節が動く状態で、重心だけが移動する歩き方になっている。だから力感がほとんどない。ちょっとの骨盤の傾きと重みで前に進んでいける。

子供が走るのを見ていると、下り坂だったら、自然と足が動いていってしまう。そのようなイメージです。でも、子供の場合、止まり方が分からないので、自分が作ったエネルギーを止められなくて、転んで泣いてしまいます。

それくらい力感ない動作の感覚を身につけていただきたいと思います。

21「ゆっくり走り」トレーニング

これまで紹介してきた構造動作理論による正しい姿勢と、先ほど説明しました足の使い方に気をつけて、ゆっくり走ってみましょう。

背中に必要な力がキープされ、肩、脚の余分な力が抜けて、股関節が動きやすくなることを確認してください。

自分の重さ（重力）による運動を感じながら、身体に起こる反射や連動性を、「沈むと浮く」「弾む」という感覚を楽しみながらトレーニングするのに最適な方法です。

次の五つの項目の注意点について、自分の身体を確認しながら、とにかくゆっくり走ってみましょう。本当にゆっくりでかまいません（六〇メートルを一二〇歩で一分ペース、歩いている人にどんどん追い越されるぐらいで）。

【ゆっくり走りトレーニング】（写真34―1～4を参照）

①基本のポーズで体幹をまとめる。
②骨盤をおこして胸を出した体幹をキープする。
③頭は首にしわが寄らない位置をキープする。
④腕は力こぶを正面に向けて、前腕は肘の関節（腕橈関節）から回内させておく。
⑤足のポジション：股関節幅に立ち、つま先はやや外側を向ける。膝は遊ばせておく。膝の向きは足指の中指・薬指方向にあわせる。
⑥着地は「土踏まず」を踏まない。ソフト・フラット接地を心がける。足は背屈させる。

それでは各項目について細かくポイントを見ていきます。

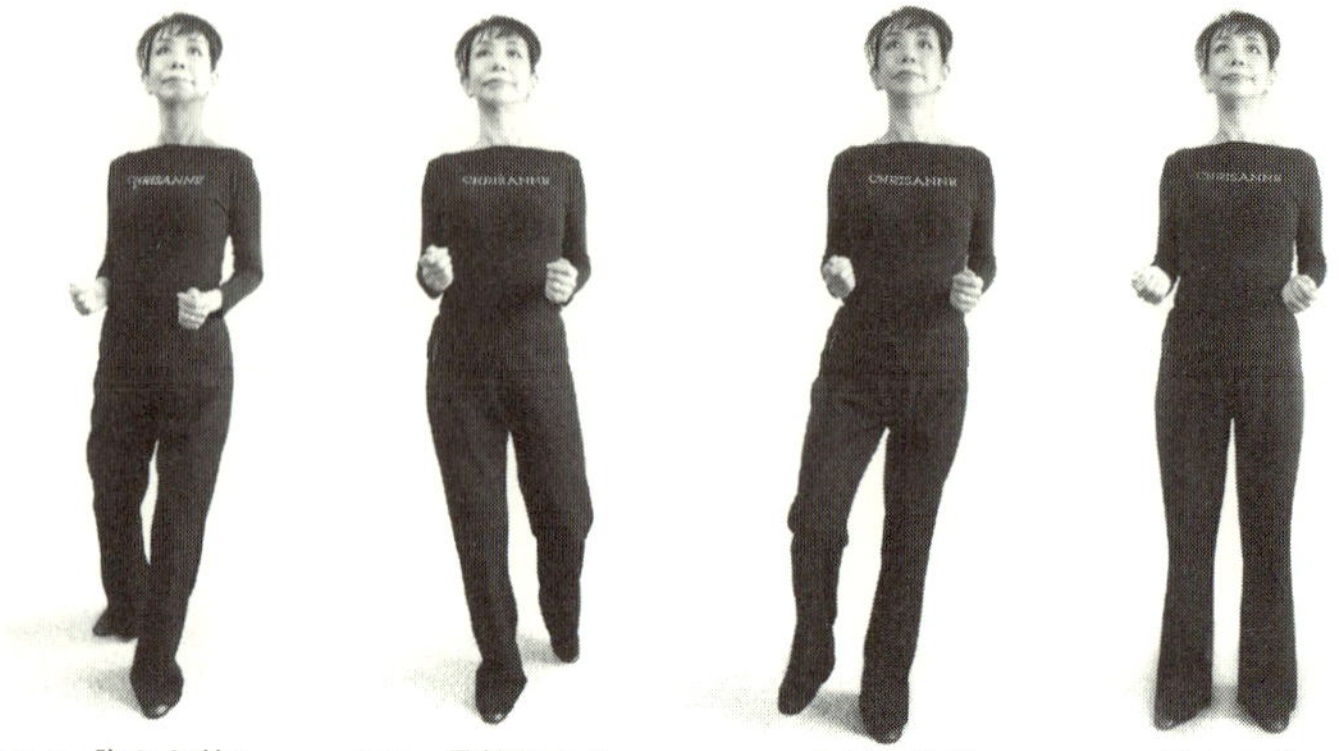

34-4：胸から前へ進んでいく

34-3：骨盤はおこしたまま。脇は締めておく

34-2：力こぶを正面に、膝の向きを足指の中指・薬指の方向に合わせて前進

34-1：基本のポーズから、骨盤をおこす。しばらくその場で足踏み

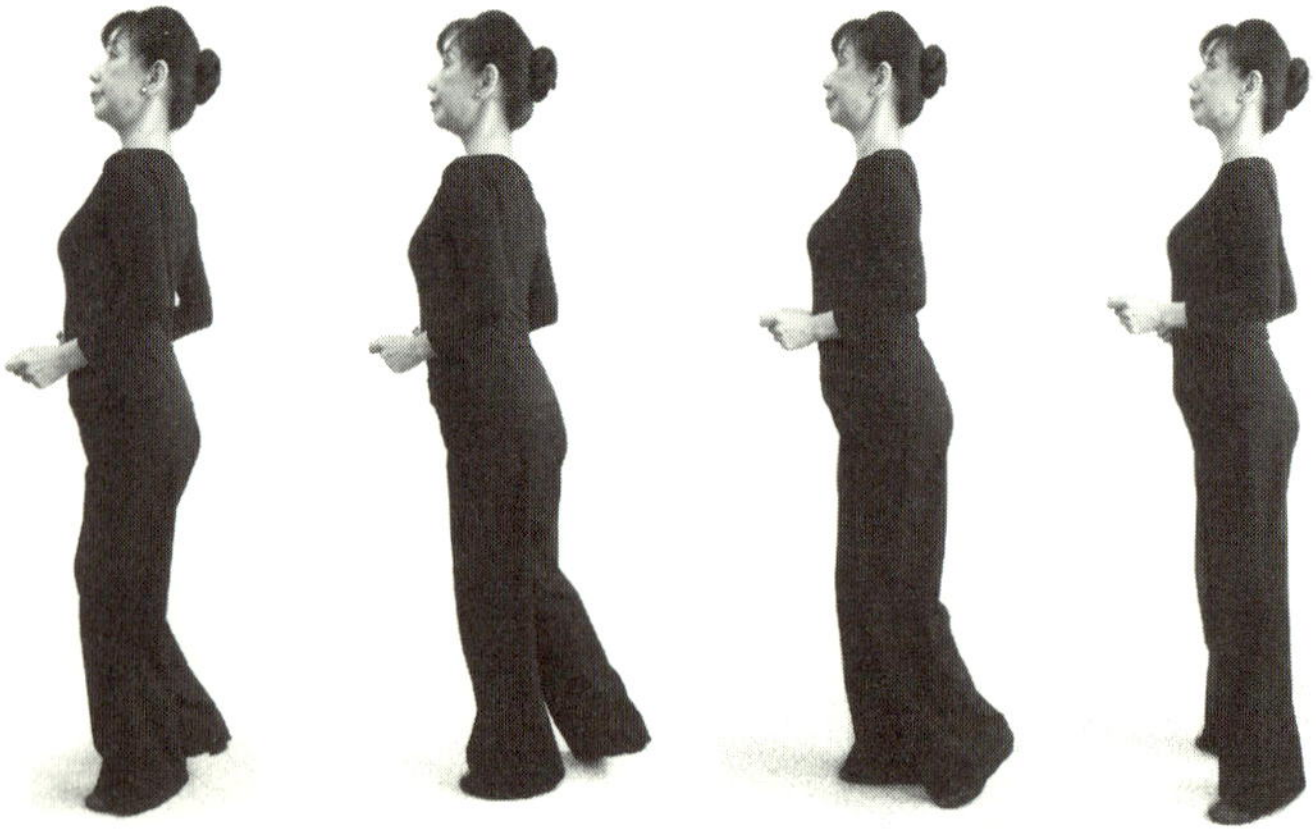

60 メートルを 120 歩で 1 分のペースで、ゆっくりとリズムをキープしながら進んでいく。

②について。

「骨盤をおこす」とは後傾している骨盤を立たせる、あるいは前傾させることでした。骨盤を後ろに傾けた骨盤後傾では「坐骨結節」が下を向き（写真2）、重心が後ろに残ってしまっているため、体を動かすには多くの筋肉の力が必要です。

これでは関節運動を妨げてしまい、動きにブレーキがかかり、地面を筋肉で蹴る運動方法となります。したがって筋力が疲労しやすく、故障しやすくなってしまいます。

骨盤をおこした骨盤立位では「坐骨結節」は真後ろを向き、太ももの前面（大腿四頭筋）はゆるんでいます。この状態では股関節が動きやすく、ウェイトを使う運動方法が可能なので運動効率がよくなり、疲労しにくくなります。

起こした骨盤の上に上半身を立たせる時に注意することは、腰で反らないことです。腰で反らないためには腹圧をかけ、胸骨の柔らかさを利用して、頭と胸部を斜め前方に引き上げるようにします。鎖骨の中心が斜め上方に向くように。

腰や首の骨を曲げることで、胸骨の動きの不足を補ってしまう傾向があります。したがって胸骨が柔らかくなるようにトレーニングする必要があります（胸割りなどを参照ください）。

また肩甲骨を寄せて、胸をせり出してしまわないように気をつけてください。

③について。

②の骨盤を起こした状態を横から見て、頭のラインと背骨のラインが真っすぐに、首の付け根でくの字に折れないようにします。

④について。

腕は鎖骨（胸鎖関節）から揺れて、肩甲骨が踊りだすように、リズムよく。

腕や肩の力を抜くために、腕の位置は力こぶが正面を向くようにし、肘の外側の関節（腕橈関節）から肘から先を内側（回内）に向けます（腕に力を入れないようにするために、脇を開かないように、また無理に閉じようと締めないこと。肘は開ける）。

このポジションを取ることで、鎖骨や肩甲骨と腕の動きの連動が可能になります。

⑤について。

股関節のつき方に対して自然な立ち方。特に膝の向きが内側にならないように注意します。

⑥について。

土踏まずに体重をかけて足底アーチを崩さないよう気をつけましょう。土踏まず側に内側加重すると膝が内に入り、膝関節の故障の原因にもなるし、股関節を外に回転させたい時にブレーキとなり、股関節の動きを制限してしまいます。

何度も繰り返していますが、脚は第二の心臓。土踏まずを踏んで足底動静脈・後脛骨動静脈を圧迫し、血流を阻害してしまうと、心臓にとても負担がかかります。

四趾のMP関節に重心をおく「フラット接地」を意識しましょう。趾で地面を噛む感覚を力感なく行えると最もよいと思います。

「足関節背屈」は、脛の筋肉の収縮力を使い、床を蹴らないで走るために重要になってきます。

22「片足立ち」トレーニング

日本人において、なぜ骨盤の後傾が多いのか、ということについて「前に転ぶことに恐怖心がある」のではないかというお話をしました。

武術などをたしなまれている方ですと、受け身などを鍛錬することもできるでしょうが、日常生活の中でもトレーニングすることは可能です。

ポイントは「重心を前にかける」ということです。

この構造動作の基本が「重心を前に出す」ということで、それが運動につながる、と説明いたしました。また、重心を前に出すことで骨格が調整されるのが「骨盤おこしトレーニング」でもあります。

「骨盤おこし」ならず、「胸割り」も頭、胸などのポジションで重心をいかに前に出せるか、前にかけるかということが、一番重要なテーマになっています。

そこで不安感や恐怖感を取り除いたかたちで、重心を前にかけるためのトレーニングがこの「片足立ちトレーニング」なのです。もちろん、ただ片足で立てばよい、というものではないので、よく説明をご覧ください。

また、このトレーニングに親しんでくると、ゆっくり走りから床を蹴らないで加速して走ることもできるようになってきます。

【片足立ちトレーニング】（写真35－1～4参照）

①壁に向かって腕を伸ばした位の距離に立つ。
②両手のひらを壁に付き、肘を曲げて手のひらに体重をかける（前腕の垂直感覚）。

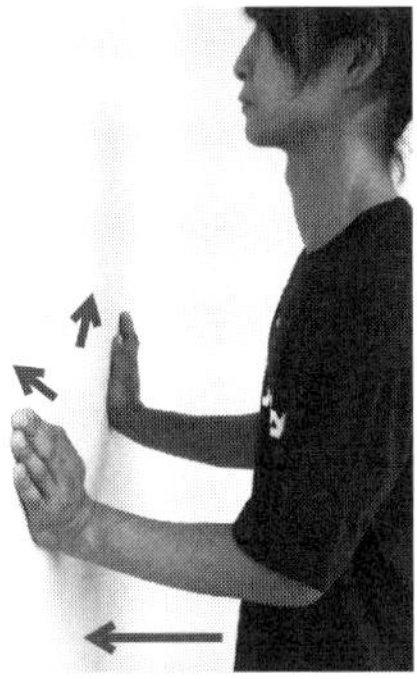

逆ハの字になるように壁に手をつく

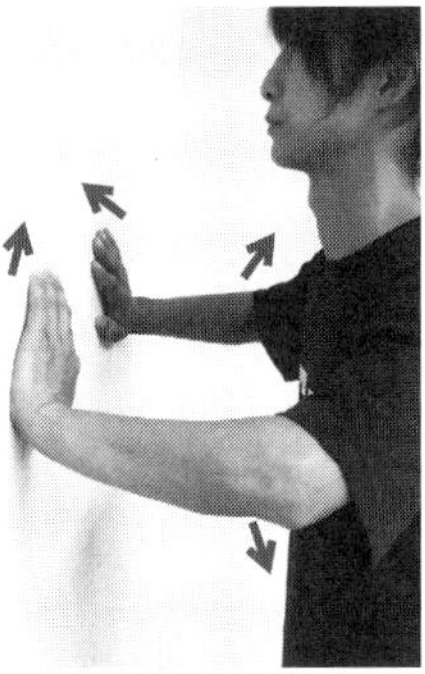

ハの字にするとひじが外に向いてしまう

③体重を受けるのは手のひら下（空手で言うところの掌底）の小指側（指根部）。
④このときしっかりと足指先（薬指・小指の方向）から前に出るように膝を曲げる。
⑤胸と頭は壁に沿って上方に伸ばすようにする。
⑥片足を後ろに浮かせて片足立ちになる。
⑦浮かせた足（遊脚）と同側の手を壁から離す。つまり片足になって軸足と同じ側の手で体重を支えている姿勢となる。
⑧十分に手のひらに重さをかけてから、壁に付いている手を離して、片足で立っていられるポジションを探す。
とにかくなるべく前方に重心をかけたポジションで片足立ちすることが大事。宙にある脚（遊脚）は軽く後ろに伸ばしてバランスをとる。

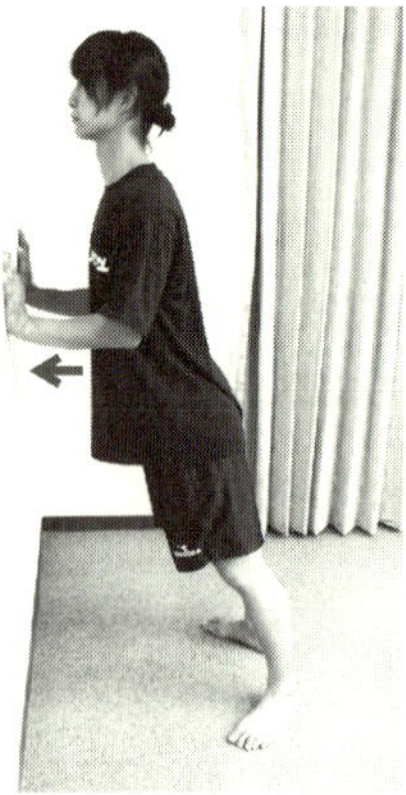

35-1：ひじを曲げて、手のひらに体重をかける。前腕が壁に垂直になるように

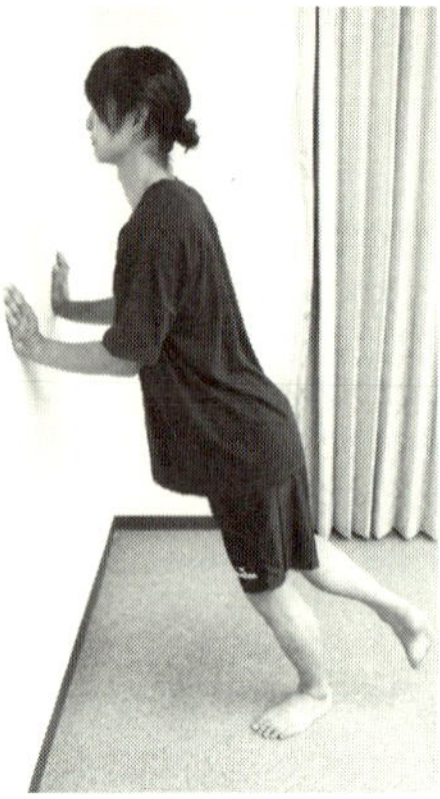

35-2：足の小指・薬指の方向に膝を曲げる。右足を浮かせる

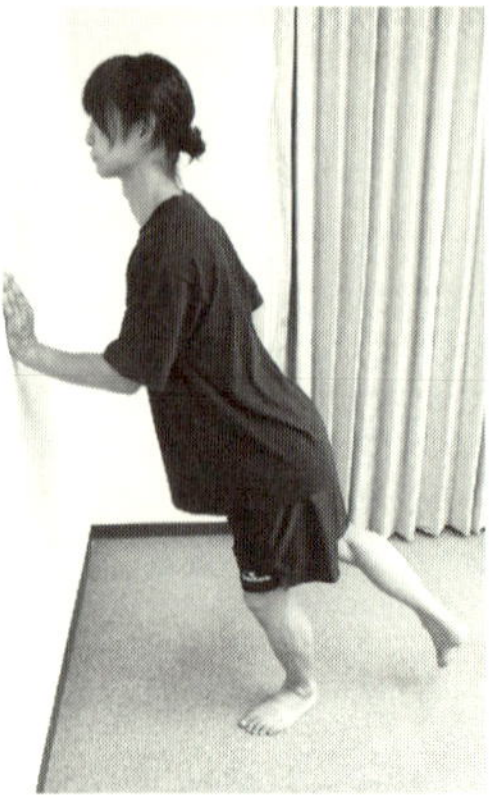

35-3：右手を離す。次に左手も十分に圧をかけてから離す

こうすると足の背屈で片足立ちをすることになります。

ここで、バランスをとっていた遊脚を軸足に近づけていってみても、さほどバランス的には変わりがないことがわかります。

これは足の背屈で立つ練習になります。膝を十分に曲げて重心を前にかければ、足首は自然に背屈することを学べます（注意：膝を内に入れないこと）。

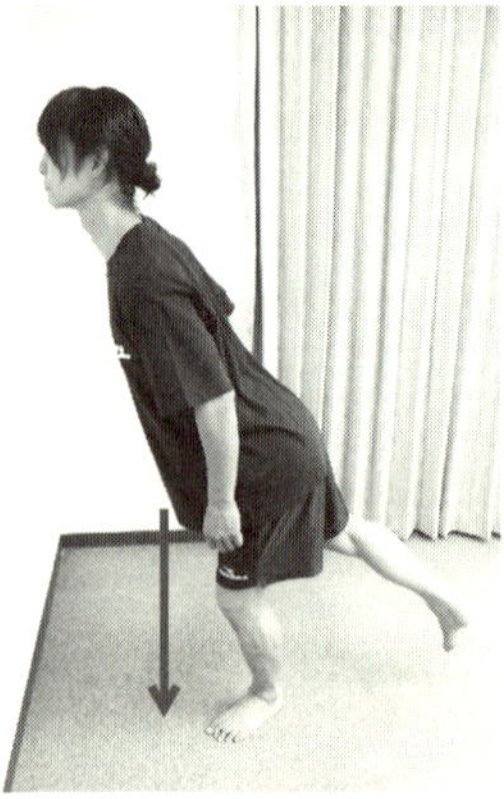

35-4：骨盤を立てたまま、お腹の下に重心をかけたポジションで片足立ちをする。反対に、左足→左手→右手の順番で離し右足で立つトレーニングも行う

反対に足首を背屈できないと、前に重心を持っていけない、ということも学べます。十分に背屈できない人は、壁から手を離したときに膝が伸びてしまい、膝頭が足指先より中に入ってしまいます。その場合は、壁に手を置いたまま、手に十分体重を乗せる姿勢をキープすることで背屈を力強くすることを目指しましょう。

実はこの片足立ちの格好（写真35－1）は、プッシュアップ（一〇二頁）とほとんど同じだということに気がつきましたでしょうか。


足首の背屈がしっかりできると、歩く、走るときの重心の移動がスムーズになっていきます。いわゆる「蹴らずに動く」ことができるようになるのです。

構造動作を研究されている中島章夫先生が教えられている武術では、基本の「抜き足・踏み足」（ナンバ歩き）も背屈歩きになっているそうです。中島先生の師匠の甲野善紀先生も「足裏を浮かすように」（「足裏の垂直離陸」）と説明されているそうです。これも、足首の背屈がしっかりできないと難しいでしょう。

足首の背屈は武術の動作にとっても基本中の基本なのです。

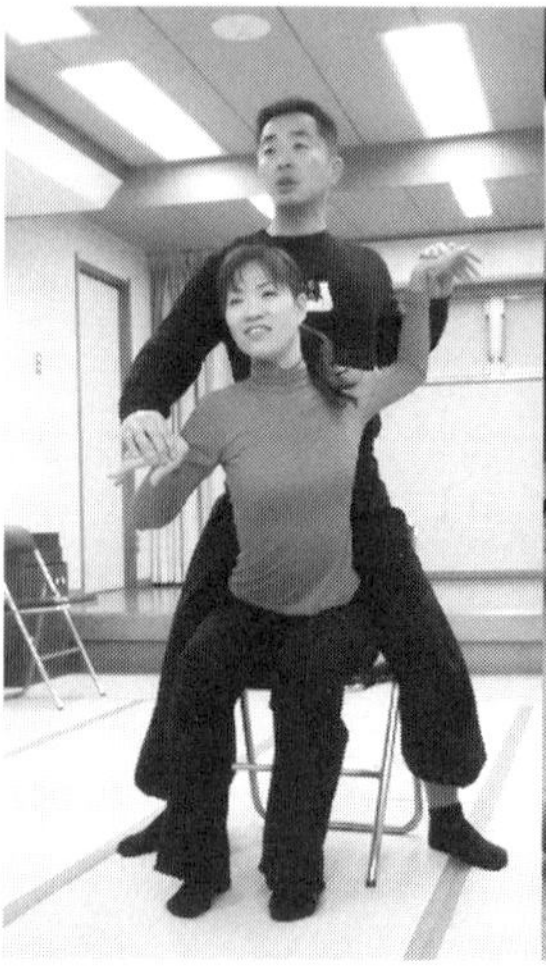

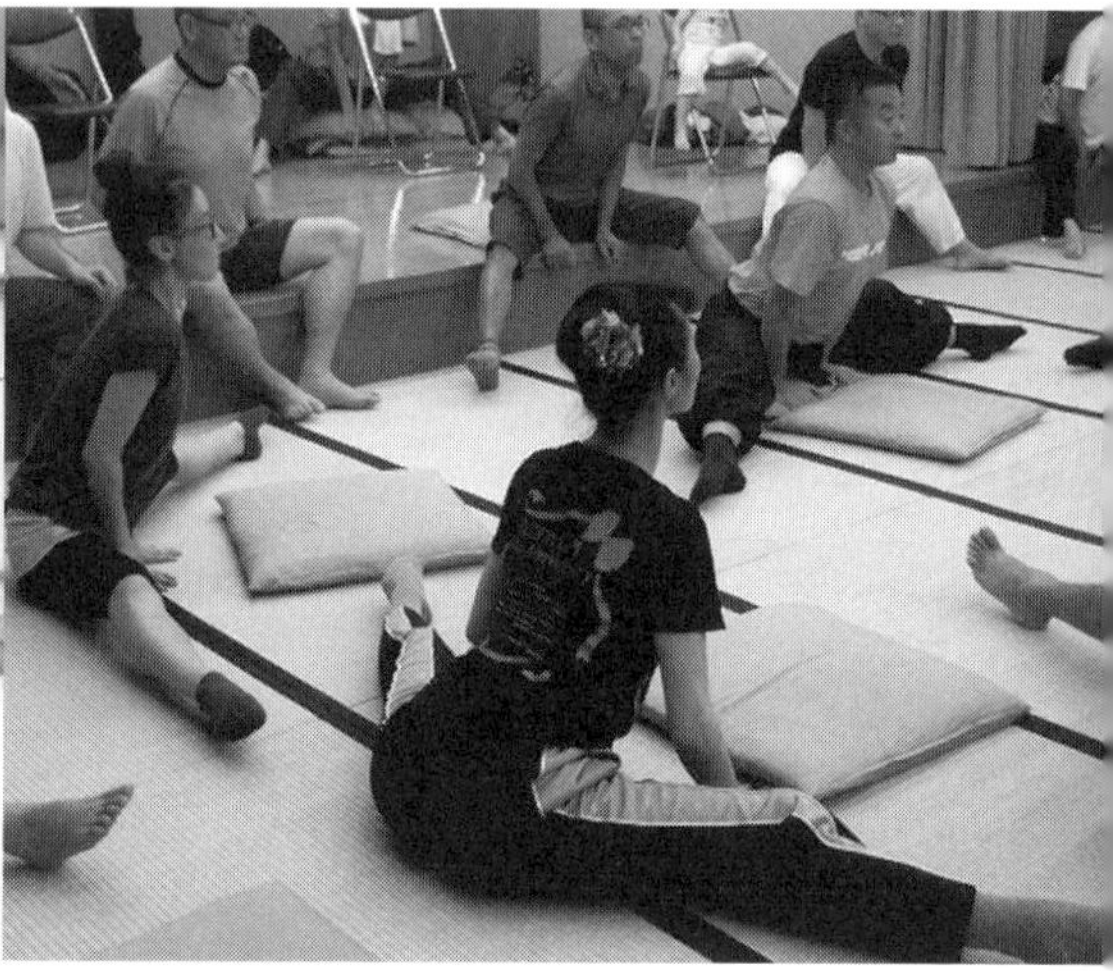

第4章 構造動作から「動き」を考える

1 ピアノを考える――弾くときの注意点

ピアニストといえば、腱鞘炎やフォーカルジストニアといった症状が思い浮かびます。原因としては「指の使いすぎ」が言われています。実際にはフォーカルジストニアについてはいろいろな説があります。

では、基本的な注意点について考えてみましょう。

まずはピアノを弾く姿勢や指の方向などが、骨格構造に適したポジション、フォーム、運動方向になっているかを注意してみたいと思います（骨盤が後傾しているポジション（**写真36−1**））

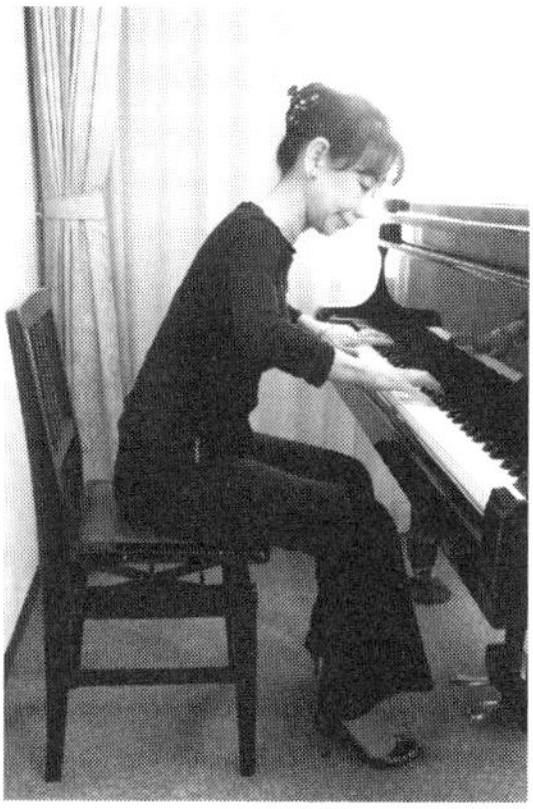

36-1：骨盤が後傾していると、ひじも外を向き、肩に力が入ってしまう

座る姿勢としては、

【骨盤と重心位置】

坐骨結節を踏まないように骨盤立位で重心位置をお腹の下に落とす。

【上腕骨と胸鎖関節】

肩を内に巻き込まないよう、力こぶを正面（上腕骨）にキープして上肢骨が胸鎖関節から可動するポジション。

【頭と顎関節】

顎関節には遊びを持たせ、顎は引きすぎず頭を胸に乗せる。

【腕橈関節】

腕橈関節から前腕を回内し、上腕二頭筋の力を抜いておく。

【手関節】

無理な尺屈、撓屈を行わない。そのためには、上記の上肢骨のアライメントを保つ必要がある。

【手指骨】

指なりの方向で演奏すること。

という構造がきちんと取れていることが、必要以上に力んだり、腱鞘炎などの症状をおこさないために必要になってくるのです。といっても、何か特別に難しいポジションが必要なわけではなく、このようにして座ると「自然な姿勢」になっていることに注目してください（基本のポーズからピアノに向かう（**写真36－2～5**））。

また特に、難しい曲を弾く人は、独自にストレッチをしないほうが良いと思われます。もし行うとしても、筋肉の特性や身体を熟知した指導者の指示の元で行ってください。いまでこそストレッチの有害性が常識になりつつありますが、筋肉に長期的な伸張刺激を与え続けると神経系が鈍り、演奏の際に指が上手く反応しなくなってしまいます。三大「割り」トレーニングで骨格の構造を整えて、拳をまとめる（一一五頁）トレーニングで指の方向の感覚をつかむことが重要だと思います。

ピアニストの方の場合、幼い頃から練習を重ねられている方が多いと思います。子供の身体の大きさに対してピアノのサイズは大きい。ですから、最初の頃は足がぷらぷらしてしまう。それでいて、ペダルを踏み始めるようになると、今度は座り方に歪みがでてしまいます。とくに骨盤のつく位置が右のお尻であることが多い。つまり、右側に重心が片寄った状態で、ピアノを弾かれているということです（写真37–1、2）。

本当は楽器が人間の身体に合わせて変化してくれると良いと思うのですが、そうもいかないので、人間が身体を整えて対応しなくてはなりません。長年崩れた構造で楽器に対してしまっていると、や

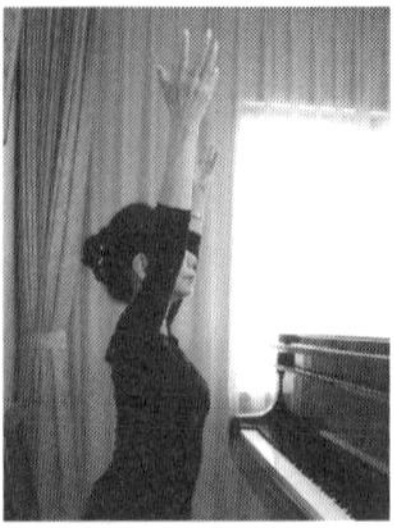

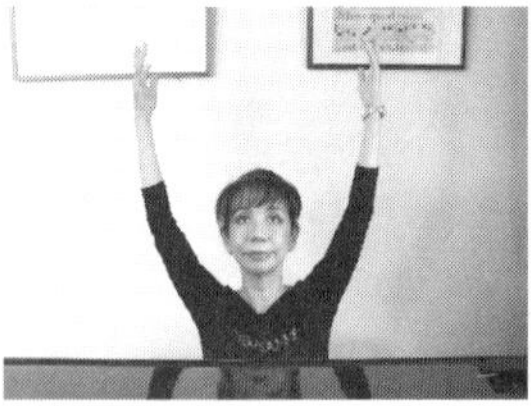

36-2：骨盤をおこし、手をあげる

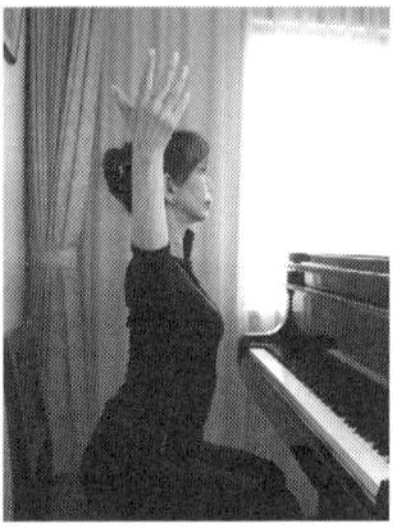

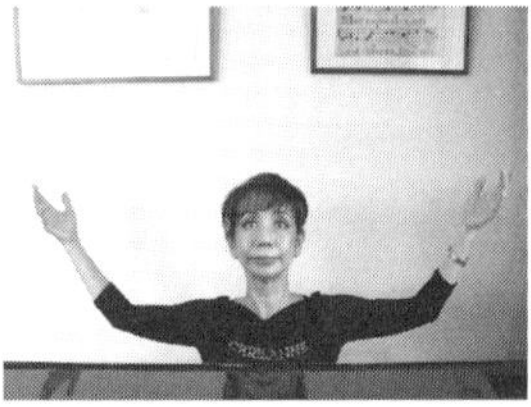

36-3：ひじから降ろして

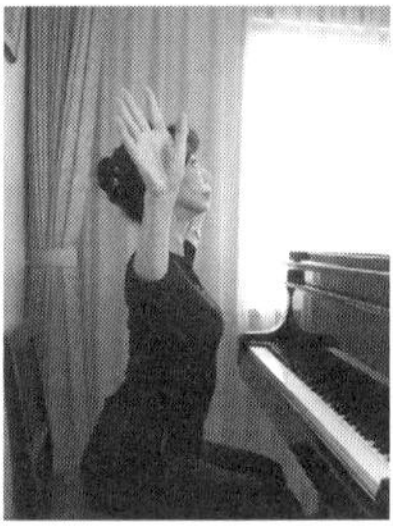

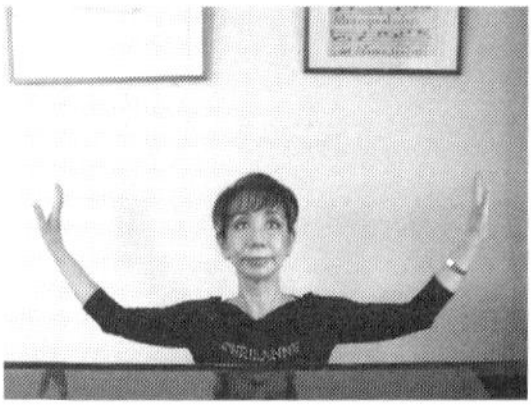

36-4：てのひらを外に向ける（回内）

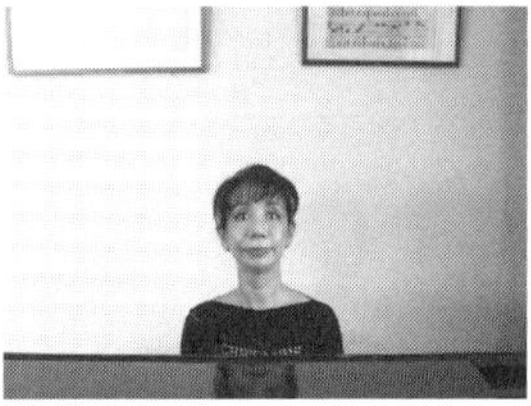

36-5：肩も落ちて「力み」が取れている

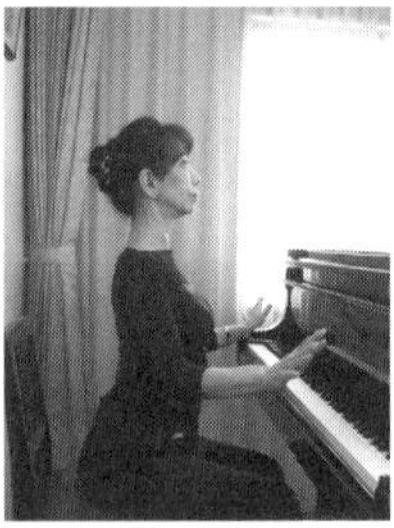

脇を締めて

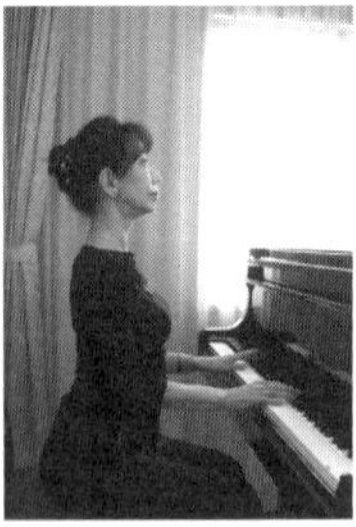

柔らかくピアノに
手を乗せる

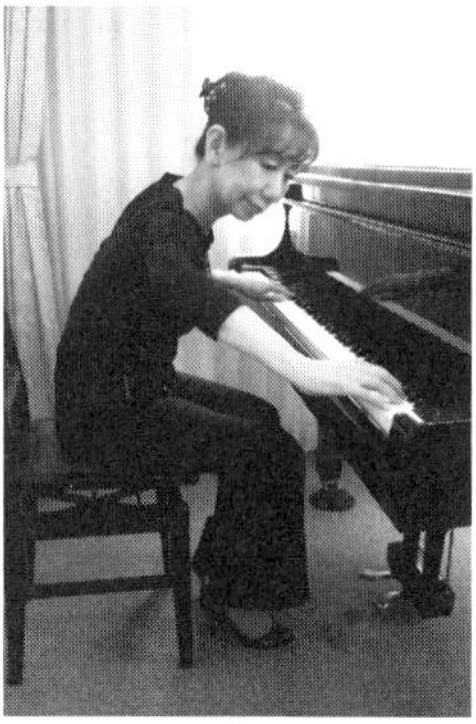

37-1：右側に重心が傾いてしまっている。骨盤も後傾し、肩とひじに力が入っているが、思ったより指に力が伝達されていない

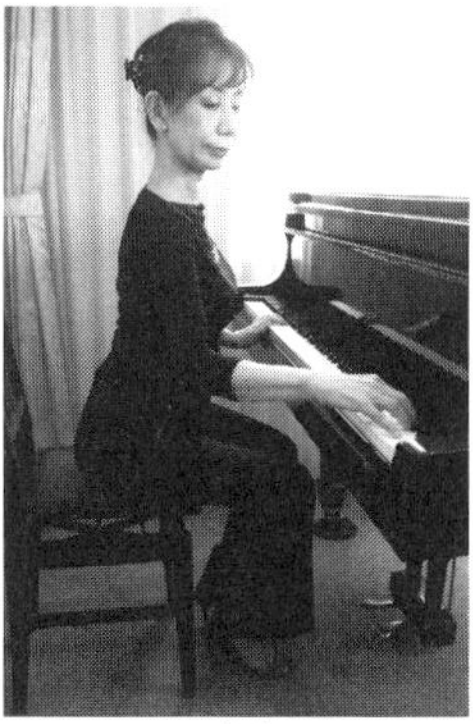

37-2：正しいポジションだと、重心がお腹の下に落ちており、指先まで力が伝わっているのがわかる。

はり症状がいろいろと出てくるのは当然ではないでしょうか。

ハイドン、モーツァルト、ベートーベンに代表されるクラシック音楽は、現在多くの奏者により表現されています。鍵盤楽器奏者、弦楽器奏者、管楽器奏者、打楽器奏者、声楽家など、幼少よりさまざまな音楽教育を受け職業的な奏者になられる方がほとんどです。

ショパンはピアニストとしても作曲家としても有名です。後世に名を残す演奏家というのは、演奏の技術はもちろんのこと、音楽を知りつくしている人だったのでしょうか。すなわち音楽に対する姿勢に、「気持ちの姿勢」と「骨格ポジションの姿勢」が備わった演奏家です。

構造動作トレーニングに取り組む演奏家をみていますと、幼少より奏法の技術訓練が先行しすぎて、大事な「構え」が不十分な方が多いように思います。「構え」とは即座に有効な動きができるように整えられた、身体の格好です。

確かに幼少より訓練を重ねることで、手先・指先のテクニックは素晴らしく向上するでしょう。しかし、四肢は体幹から動くということをこれまで説明してきました。ぜひ構造動作理論に取り組んでいただき、人間の骨格構造に適した構えから、身体全体で音楽を表現する世界への扉を開いてみてください。

2 クラシックバレエを考える——立ち方と問題点

クラシックバレエの立ち方の基本は、「骨で立つ」ということになります。骨の役割は身体を支えること。

普通に生活していると筋力で立つことが当たり前になっています。だから、バレリーナたちは日々骨で立つことを訓練しているのです。

アン・ドゥオール（写真38-2）とは両足を外側に開くことで、バレエのポーズや動きの基本です。

骨で立つためには、趾骨〜大腿骨を股関節から可動できるようにする必要があります。

特に股関節外旋の動作が難しく、バレエのポーズや動きの基本になっています。

骨で立つための接地

踵という漢字は「足」＋「重」と書きます。つまり、体重がかかる骨です。

この、踵骨につながる骨は、踵骨―立方骨―第四・五中足骨―第四・五趾節骨―第四・五末節骨となっていて、小趾と薬趾が体重を支えています（拇指球ではないことに注意！）。

骨格構造から見ると、立つことは第四・五中足骨ラインが適しています。

クラッシクバレエでは土踏まずを引き上げるように立つ訓練をします。つまり、第四・五中足骨ラインで土踏まずを引き上げることにより、足裏のアーチ構造を保つことができるのです。

このような接地方法により「骨で立つ」ことが現実になっていきます。

骨で立つ

足裏のアーチ構造が保てる足ならば脛骨が立ちます。

脛骨（すねの骨）は真っ直ぐに立てることができれば、一本の脛骨で大人の体重を楽に支えることができるのです。

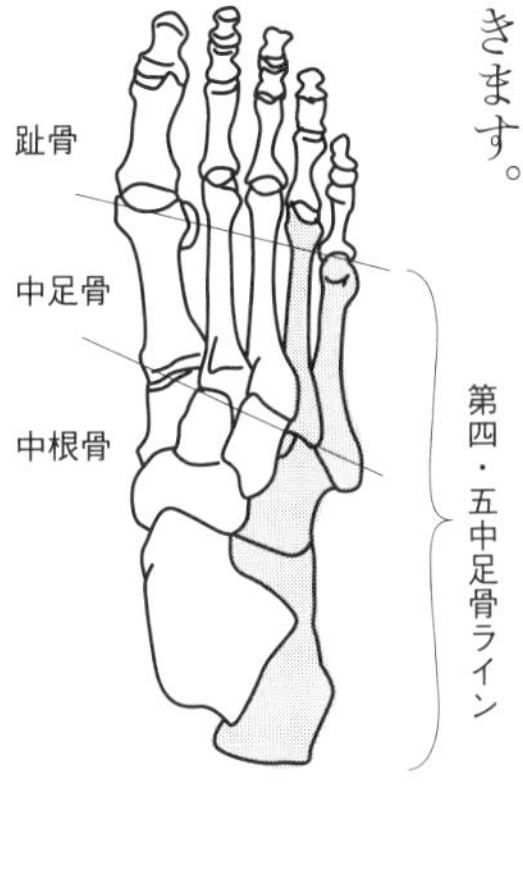

大事なのは脛骨の垂直感覚。

骨で立つためには、まず足基《あしもと》をつくることです。またまた古武術研究家の中島先生によると、ある中国武術では足の訓練だけを三年間やるそうです。なるほど、足基をつくるのには三年以上は必要なのかもしれません……。

立ち方

足基ができている事が大前提です。

①足の裏のアーチ構造
②脛骨の垂直感覚
③膝関節に遊びをもたせ大腿骨を立てる（まっすぐで遊びのある膝）
④骨盤立位
⑤胸郭に頭を乗せる
⑥上肢骨のポジションつくり（力こぶ正面、腕橈関節から前腕回内）
⑦その他

骨格構造に適した骨の配列に訓練していきます。

筋力バランスから骨格バランスへ

普通に生活していると、立つことも動くことも筋力でバランスをとることが当たり前になっています。筋力ですから当然、疲労しますし、それが蓄積すれば怪我の原因にもなります。さらに筋力バランスで動いているとパフォーマンスにも波が出ます。

骨で立つ。つまり、筋力ではなく骨格バランスで立つ。骨でバランスをとることができれば疲労や怪我なども少なくなるでしょう。さらに、パフォーマンスも高まります。

両者のバランスの取り方はまったく質の異なるものです。

超一流を目指すのであれば、何よりも骨格バランスを目指してください。

鎌足／鎌脚・バナナ足の治し方（外反母趾・偏平足・鎌足・バナナ足）

鎌足／鎌脚というのは、立ったとき、つま先が内側に曲がる足つきです。クラシックバレエでは、つま先が内側に曲がる足が「鎌足」あるいは「バナナ足」（写真38−1）と呼ばれています。

原因は、

股関節外旋（アン・ドゥオール**（写真38‐2）**）の不足（外旋六筋、中殿筋、小殿筋、腸腰筋の力（収縮）が抜けている）

大腿筋群の逆転（ハムストリングスのテンションが抜け、大腿筋群（大腿四頭筋に力（収縮）が偏っている）

脛腓関節のロック（長・短腓骨筋に力（収縮）が偏っている）

趾の可動不足（足底筋群の力（収縮）不足、外反母趾になる趾のつかい方、一～五趾がそれぞれの役割を果たしてない）

などが考えられます。その他、ダンサーによっては、お腹の固めすぎや上腕のポジションの取り方、顎関節の固めすぎなどが影響する場合もあります。

治し方

経験豊富な指導者に随時指摘してもらいましょう。レッスンの中に足のライン（アライメント）を見つけられれば一番よいです。

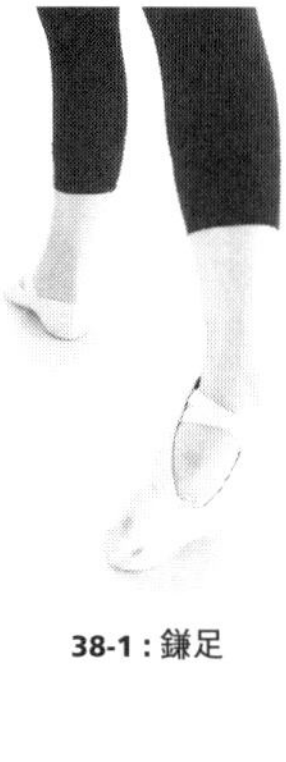

38-1 : 鎌足

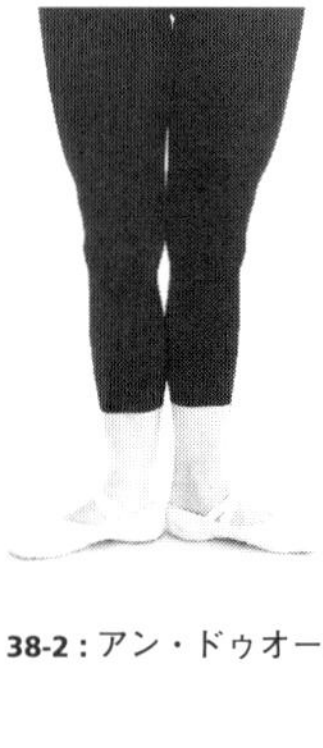

38-2 : アン・ドゥオール

また、基本中の基本ですが、骨盤立位を身体に染み込ませる必要があります。その上で骨格構造に適した可動入力をしていきます（アンドゥオール）。大腿筋群（大腿四頭筋）、長・短腓骨筋など力（収縮）の偏った筋群をゆるめて、趾《あしゆび》の可動域に対する訓練をしていきます。

爪先立ち

踵をあげて、足の指の部分だけで体をささえて立つこと。足関節は真っ直ぐな底屈をキープできるようにします。

股関節から足の真っ直ぐなライン（アライメント）をつくりましょう。足関節を使って「鎌足」「バナナ足」を治すのではなく、小趾の先までを股関節から真っ直ぐにキープすることです。

注意点

足首が固いから「鎌足」「バナナ足」になるのではないかと、安易にストレッチを繰り返さないようにしてください。なぜ、足首が固いのか、原因を考えないと根本的な解決にはなりません。

なによりストレッチで筋肉を伸ばしすぎてしまうと、神経系の反応が鈍くなってしまうので要注意です。

股割りは骨格構造に適したトレーニングです。世界を目指すダンサーはぜひチャレンジしてみてください。

3 野球を考える――投球動作は胸鎖関節から（インピンジメント・肩板損傷・凍結肩）

先日、野球の指導者の方とお話しをしました。

肩や肘を故障する選手が多いとのこと。

上肢骨（肩甲骨、鎖骨、上腕骨、尺骨、橈骨、手根骨、手指骨）が唯一、体幹にジョイントしている関節は胸鎖関節です。

多くの選手は投球動作を肩関節とイメージしますが、骨格構造からみると投球動作は胸鎖関節から行われるべきです。

肩関節や肘関節を主に投球動作を繰り返せば故障もやむ負えない。

プロの選手でも故障するのですからシンプルな動作とは難しいのだと思います。

スポーツ選手は良くも悪くも身体に染み込ませ複雑に考える身体を築いてしまう。

一流になって、ようやく気づく基本の大切さ。考える身体から、何も考えず反応する身体の追求がはじまります。

投球イメージは、「胸から投げる」

投球フォーム、日本語には「構え」という言葉があります。即座に有効な動きができるように整えた、からだの格好。特に、武道・格闘技での姿勢をいいます。

構造動作理論では、人間の骨格構造に適した構えを築くことを目的としています。そのための、骨格ポジションをどのように位置づけをするかがトレーニングの醍醐味になってきます。

格言があります。

構えとは、起こり得るすべての状況に対応できる準備である。――ブルース・リー

「胸から投げる」というのは「テクニック」ではありません。人間の骨格構造に適した構えならば、おのずと胸鎖関節が可動します。基本を身体に染み込ませること、これはどの競技でも重要なはずです。

もちろんバッティングにおいても、指の骨が付いている方向に柔らかくバットを握り、力こぶが正面を向いた状態で、脇を締めて（おっつけて）、腕橈関節を上手く使って打撃を行うことができるでしょう。

これまで紹介してきた身体の構造と、動作をミックスしてトレーニングしてみてください。

テクニック、技術は二の次。まずは基本＝身体のポジションなのです。

4 サッカーを考える——走る競技は足の怪我が多い

サッカーは激しく走って競る場面が多いので、打撲、捻挫、肉離れ（挫傷）、靭帯損傷、半月板損傷、骨折などの怪我をすることが多くなります。

ですから何よりも「走る」ことを注意深く行う必要があると思います。

避けようのないアクシデントもあるでしょう。しかし、自らがアクシデントを招いてしまわないよう最低限の準備をする必要があると思います。

走る動作は一歩一歩が衝撃の繰り返しになります。

それに対して人間の骨格構造は、足裏にアーチ構造を備えて衝撃を和らげるようになっています。また、跳躍動作では足裏のアーチ構造はバネ（スプリング）としての役割を担っています。当然、走る動作にもバネ（スプリング）としての役割は大きいでしょう。

ですから、「足裏のアーチ構造」を崩してはいけません。

怪我の多い選手の場合、診てみると足裏のアーチ構造が崩れているケースが多いです。

構造が崩れる原因としては、

・内側荷重（親趾、拇指球、土踏まず）
・小趾の退化
・趾の感覚低下
・筋力を主体とした運動

など複数の要因が考えられます。これらの要因により、衝撃や負荷が身体にかかり続けていることが問題なのです。

そこで足裏のアーチ構造を形成するために必要な意識とトレーニング法があります。

①土踏まずを引き上げる（土踏まずを踏まない）

②第四・五中足骨ラインでの接地
③小趾の意識
④趾トレーニング
⑤片足立ち

などですね。

「走り」は動作の基本となります。

人間の動作は「走る」→「歩く」→「立つ」の順に成り立っているのだと思います。「走る」は危険から「逃げる」、獲物を「追う」という人間が動物として身を守るための術なのではないでしょうか。

一〇〇メートル競走の世界記録はウサイン・ボルトが二〇〇九年に記録した「九秒五八」です。走りの世界は未知の世界ではあります。

ですが、骨格の構造においては、骨格の大きさは違ってもその仕組みにおいて、人類共通のものがあるのではないでしょうか。

まず、足裏のアーチ構造をキープしてゆっくり走ることからはじめてみましょう。

ゆっくり走り（一五〇頁参照）の動作はリハビリとしても、トレーニングとしても得ることが多いと思います。

・重心移動と筋力の関係
・股関節の切り替えし
・身体のリズム
・左回り

などをゆっくり走りで身に付けることができるようになります。

ぜひ「走る」↑↓「歩く」↑↓「立つ」を往き来しながら感覚を養ってみてください。

5 日本と世界の壁

端的にいって、それは骨盤の角度です。

たとえばクラシックバレエなどで言えば、まず胴体を動かさないようにして動く、重心位置をバーで練習していきます。ロシアの方が練習しているのを見たことがありますが、腕が胸鎖関節から動き、体幹部から動いていています。もちろん連動して肩甲骨が動き、「白鳥の湖」などでは、手が白鳥の羽のように見事にしなやかに舞います。

骨盤立位から前傾へ動かせるようになっていれば、細い人でも胸を出してお尻をあげる、というきれいな形にすることができます。

すると、手足がものすごく自由になります。

これが日本人には真似できない位置で、ここに世界との壁がある。日本人は骨盤が後傾している場合が多いので、骨盤立位まで持っていくのがやっとです。しかし外国の方の場合、スタートから立位になっているので、そこから加速するときにまだ可動させることができて、前傾させられる。

そうなると、重心の位置がずいぶんと前にすることができて、より負担なくスムーズに動くことができる。そのようなボルトのようなヒップに世界の壁を感じてしまいます。

6 なぜ大事な所で緊張して失敗してしまうのか

ここ一番に弱い人がいます。

大事なところで緊張したり、力んだりして、パスが出せない。シュートをふかす。あるいは三振してしまう。フォアボールを出す。頑張っているがタイムが縮まない。などなど、読者の皆さんも思い当たる節はありませんか。

これも構造動作理論から考えてみることができます。

まず、そうした人に見られるのは骨格の位置が崩れていることが多いです。あがりやすい人というのは、骨格の位置が崩れた状態で構えたり、ポジションを取っています。すると、骨自身が身体を支えるという役目を果たしておらず、かわりに、筋肉で身体を支えることになります。

姿勢を支えるために筋肉（筋力）を使ってしまっていると、さらに今度はそこから動くときに筋肉を使わなくてはならないので、負担も大きいし、必要以上に力む要因にもなる。筋力には必ず限界がありますし疲労も蓄積します。

「リラックス」という言葉がよく聞かれますが、精神的にリラックスしようがしまいが、骨で身体を支えられていない以上、いくら頑張っても力は抜けません。逆に、脱力してしまうと今度は身体の力が抜けて動けなくなってしまいます。

ですから、まずは骨格の位置関係と構造をきちんと理解して、筋肉によってではなく、重心の移動で「運動」できるように調整していってはいかがでしょうか。

自分の骨格がきちんとしてくると、どんな状況でも身体は自在に動けるようになります。それが凄い自信につながって、きっとメンタルにも良い影響を及ぼすに違いありません。

7 競技内での理想と人間としての理想

いま、あらゆるスポーツは競技化しています。ルールが決められた中で、どれだけの成績を収められるか、という基準で評価がなされている。

でもそれはあくまで競技内での結果の話なのではないでしょうか。その評価・結果と人間のもつ潜在的な力をどれだけ使えているか、というのはまた違う話なのだろうと思います。

もちろん世界で活躍できているということは凄いことですし、それだけの努力を重ねられていることは本当に称賛に値すると思いますが、だからといって、身体の使い方や位置が素晴らしいかというと、そこまで評価できる人はほとんどいないと思います（だからこそ、本書の後半で紹介している人々はなかなか凄いので、ぜひ見習ってください）。

どちらかというと世界で勝っている人たちには努力家、気持ちの強い頑張りやさんが多いのではないかと思います。

もちろん一〇〇メートル走などは、頑張ってどうにかなるものでもないので、純粋競技といっても良いかもしれません。構造的にもきちんとしていないと勝てない世界。

身体の構造の他に、競技においてはテクニックも重視されるべきだと思います。それぞれの競技の細かいテクニックについては熟知しているわけではありませんが、今日神業的なプレーと呼ばれるものにおいては、「重心が自身の近くにではなく、かなり前の方において動いている」という瞬間に生まれているように見受けられます。

サッカーでも日本人とバルセロナの選手のどこが違うのですか、とよく聞かれますが、両者をくらべてバルセロナの選手がとりわけ姿勢がいい、というわけでもない。姿勢の良い人が特別に動けているわけでもないのです。

バルセロナの選手の場合、日本人選手と差があるのは「重心位置感覚」だろうと思います。先の、「重心を前においた動き」です。この感覚は、ハングリーさとか、メンタル、気持の部分とリンクしてきます。重心が前にあると当然前向きになる。だからとにかく「勝ちにいく」姿勢になっている。

重心の前向きの位置は気持ちの部分がリンクしてくるので、頑張りやさんが活躍できる土壌もありますが、気持ちだけだと身体を壊してしまいます。ですから、そこに構造と重心移動が入ってくるともっと上手く動くことができるようになるのではないでしょうか。

8 最高に身体を使えるということ

股関節がフル可動するとどのように身体が動くのでしょうか。

実際には、股関節だけではなく、全身がフル可動することを最終目標にしたいと考えています。現実のスポーツなどで言えば、一〇〇メートル走のウサイン・ボルトがもっともその可能性を秘めている気がします。

ただ、たとえば人間の機能を10とすると、もしかしたらボルトでも1まで満たないかもしれません。

人間の都市環境で生活していると、その最終目標を達成するのは難しいかもしれません。昔の武芸者などは山にこもって、動物に近い環境で修行していたようです。

人間は大脳が発達して、自分自身にいろいろとブレーキをかけて歯止めをかけています。修行やトレーニングというのはそうしたリミッターを解除するために行っている面もあります。ですから、火事場のくそ力ということもありますし、最高に身体を使える人がこれから現れる可能性はあります。

私としては、ぜひその動きを見てみたい、と願っております。

9 日常生活を構造動作理論から考える

廊下は静かに歩く

子供のころ、「廊下を走らない」「スリッパをパタパタと音を立てない」学校や家で先生や両親から注意されました。廊下を走っていると、人と衝突したら危険、音がうるさいということがあるのでしょう。

躾《しつけ》という言葉があります。礼儀作法をその人の身につくように教え込むこと。また、その礼儀作法。たとえば廊下の左側を静かに歩くルールを身に付けることで日本における社会性を養うということでしょうか。

また、「身」＋「美しい」で「躾」。構造動作理論から考えますと、「美しい身」とは人間の骨格構造に適した姿勢、すなわち、美しい骨格位置といえます。美しい骨格位置は健康面においても運動面においても健全です。

躾によって「静かに歩く」という要求は、スムーズな重心移動を養います。

つまり、「運動」を養うということです。

「スリッパを履いてパタパタと音を立てない」ためには、スリッパと踵の間に隙間ができないよう、足関節の背屈をキープしなければなりません。足関節の底屈、内側荷重で親指で蹴りだしてしまうとスリッパは脱げてしまいます。「静かに歩く」ことは、重心をスムーズに運ぶために必要な足関節の背屈が養われるのです。

我が家でも、子供を持つ親として「ドタドタ」と歩く息子に親父の雷が落ちます。野球に熱心に取り組む息子は、当然野球が上手くなりたい。そして、野球の練習さえしていれば上達すると考えています。

しかし日常であたりまえの動作ができなければ、野球でもあたりまえの動作ができないことを彼はまだ理解できないでしょう。口うるさい親父と思われていますが、子供の将来、健康、運動を考えるなら頑固親父でかまいません。

お茶碗をもつ

お子さんを持つ親御さんたちから「うちの子、姿勢が悪いので姿勢を直したいのですが」と、よく相談を受けます。ご両親と子供さんの姿勢を見比べると、皆さんそっくり……。子供は両親や周りの大人を参考に姿勢を作っていくことを忘れないでください。子供さんだけに姿勢を良くするように注意するのは気の毒です。

ご両親と子供さんが一緒になる時間を利用して、家族皆が健康になれるよう取り組んでみてはいかがでしょうか。

我が家の場合でいいますと、八年前、息子が幼稚園の年中さんの時から夕食は正座をしてちゃぶ台を囲むようにしています。正座は姿勢の基本でもあります。

また「お茶碗を持つ」というのは構造動作理論からみても非常に興味深いものです。お茶碗を持つ、すなわちお茶碗を左手で支えるということは、上腕二頭筋を正面に向け、脇をおっつけることになります。すると、背中に必要な力がキープされ肩に余分な力が入らない。お箸を使う右手が胸鎖関節から作用し、食事の動作がスムーズになるのです。

食事というのは体外のものを体内に入れ消化吸収し、栄養を取ることです。姿勢が悪いと各内臓器官を圧迫し、スムーズに消化吸収が行われず、各内臓器官に負担をかけてしまいます。せっかく、健康のため身体に良いものをと日々ご馳走を用意しても、食べる姿勢で健康を損なってしまっては元も子もありません。

よく噛むこと

よく噛んで食べることは、医学的にも健康に良いことは常識です。そのほかに、構造動作理論からみても運動にいいと言えます。

運動とは、重心の移動です。重心は関節が運びます。先にも述べましたが、多くの人、選手の顎関節が固まっています。その多くは奥歯を噛みしめる癖です。特に筋力運動が主体となった選手たちは、踏ん張ることに慣れてしまっているのです。一箇所でも関節を固めてしまうと身体全体の重心移動はスムーズに行われません。

そのため、ガムを噛んだり、笑ったりと競技・練習中工夫しています。骨格ポジションをトレーニングし頭を胸に乗せる。そこまでになるためには、かなりのトレーニングが必要です。

そこで、普段の食事の時からよく噛むことで顎関節をしっかり動かしておくことが大切です。競技中に顎関節を固める癖が少しでも改善されれば、重心がスムーズに移動しパフォーマンスアップにつながるでしょう。

人の話を聞くときは相手の目を見る

学生の時のことです。英語の授業で女性の先生が、急に「中村君、ハンサムボーイにじっと見られるとはずかしいわ」と言われ、逆にこちらが恥ずかしくなった思い出があります。

子供のころから、人の話を聞くときは相手の目を見るように教えられましたから、いま考えれば少し視線を外すといった相手への気配りが必要だったのかもしれません。

しかし、構造動作理論からみますと、こういった授業への取り組み方・話の聴き方は、頭の位置、骨格ポジションが保たれており、身体各部の器官が働きやすく勉強の能率がよくなると考えられます。先生に言われるまで相手が恥ずかしがっているのに気づかないくらい集中していたわけで……集中力も増すはずです。

それから、頭の位置、骨格ポジションが定まると視野が広がります。骨格位置を崩した姿勢では、眼球運動可動域の低下を招きます。眼球は天体望遠鏡でいえばレンズで、望遠鏡を支える（固定）のが骨格ということになります。天体望遠鏡の脚が傾けば、見たいものも思うように見ることができません。骨格位置（姿勢）を正して眼球運動を行うことは、視力アップにも視野拡大にもなるのです。サッカーの司令塔に限らず、スポーツにおいてゲームの流れ全体を把握して判断するには、視野の広さが非常に重要になります。

お辞儀

お辞儀とは頭を下げて礼（挨拶）をすることです。構造動作理論からみますと、腰から体幹を曲げるのではなく、股関節から体幹を曲げるお辞儀が機能的にもスムーズで、見た目にも美しいと考えます。私たちは股関節運動の不足があり、腰（腰椎）で身体を動かしすぎなのです。正確なお辞儀には訓練が必要です。

人と人のつながりは挨拶からはじまります。気持ちの良い挨拶は、周りを笑顔にします。美しいお辞儀は、さらに人間性の高まりを表すものだと思います。

骨休め

身体を休めて疲れをいやすことを「骨休め」といいます。

骨は身体を支え、関節は重心を運び、筋肉は骨格ポジションを調節するもの。構造動作理論では身体を支えるものは骨だと考えています、現在の多くの人々は筋肉の運動を主に筋肉で身体を支え、筋肉で身体を運び、その多くを筋肉に頼っています。

それでは、疲れたときには「筋肉休め」といった方がいいでしょうか。筋肉で動いていると疲れが取れにくく、怪我をしやすくなります。日常から骨が身体を支えているという意識をもって、疲れにくく、疲れても回復の早い身体をめざしましょう。

睡眠（内臓を休める）

不眠症の方から睡眠のとり方について質問を受けます。

日中はしっかり働いて、夜はしっかり寝る、というのが理想です。

まず、横になったら膝関節に遊びを持たせること。身体を休めるのに、横になっても筋肉に力を入れ続けている人が多く見受けられます。骨休めの話とリンクしますが、日常から骨で身体を支えるトレーニングと意識が大切です。

それから、骨休めと同様に内臓を休めることが大切です。夜食のラーメンは美味しいですね。なかなかやめられません。しかし、せっかく睡眠で身体を休めるのに、睡眠中に消化吸収にエネルギーを注いでいては、取れるはずの疲れも残ってしまいます。睡眠をとるときは空腹にしておくのが常識です。

また、私は以前は、枕コレクターといわれるくらい、枕が合わなくなると新しい枕に変えていました。いまは枕なしで寝ています。特に高い枕は頸椎を屈曲し、気道・気管を圧迫し、酸素不足やいびきの原因となります。身体に枕を合わせるのではなくて、身体を枕・布団に合わせることができれば、どこでも寝られるようになります。

トイレは骨盤おこし

和式便所から洋式便所が主流になっています。深くしゃがむ習慣が減り、用を足す際の腹圧が上手くかけられず便秘になっている人が多く見受けられます。排便というのは私たちにとってとても大切なことです。以前、若い女性の話で洋式便所から小便が飛び出てしまう、という、耳を疑うような話を聞いたことがあります。

おそらく、その女性は骨盤後傾があたりまえになっているんだな、なるほどと思いました。特に若い女性はこれから出産の経験をすることでしょう。そのときに、腹圧が上手くかけられずに難産になってしまわないよう、日常から骨盤をおこすことに慣れておきたいですね。

ぜひ、和式・洋式問わず、便所に行った際は、五八頁で紹介した「深くしゃがむ」のと同じポーズを取ることを試してみてください。

おんぶ

子育て中のお母さんが、子供を抱くから腱鞘炎や腰痛になると訴えます。

それは違います。

子供は抱かれるのが当然で、お母さんの抱き方が下手なのです。上腕の位置や前腕の位置を確認してみましょう。

そして、赤ちゃんの首が座ったら骨盤をおこして、「おんぶ」をすることから慣れてみてはいかがでしょうか。

履物

子供のうちから高性能なシューズを履かせることは注意が必要です。

昔はハイヒールを履く女性の外反母趾が主流でしたが、いまはハイヒールを履かない子供たちにも外反母趾や偏平足が多くみられるようになりました。子供たちの足はシューズに頼りすぎて感覚が鈍り、重心が上手く取れなくなっているのです。当然、スポーツ障害にもつながります。

また、下駄などの鼻緒を摘まむ履物を履く習慣がなくなりました。鼻緒を摘まむ感覚は、土踏まずを保ち足裏のアーチ構造をキープして歩くのに最適です。私たちは、岐阜県長良川の鵜匠さんが履いている足半を参考にして布草履をつくって趾《あしゆび》感覚を養ったり、「牧神の蹄」という趾トレーニングブロックというもので足の機能を養っています。現代は、わざわざ足の機能を養わないといけないくらい便利で豊かな社会なのかもしれません。

歩きつづけること

何ごとも足腰が大事だといいます。

野生動物は怪我をして歩けなくなると天敵に襲われたり、餌を捕獲できなくなったりで死んでしまいます。人間は家族や社会に守られていますから野生動物のようなことはありませんが、いくつになっても自分の足で歩き続けたいものです。

年齢は関係ありません。まず、力感なく歩くことが大切です。力任せに歩いていてはすぐに疲れてしまいます。また、力任せでは故障の原因になります。よく、足腰が弱って歩けなくなりましたと相談を受けます。たいがい、それ以上は入らない力をさらに入れようとがんばっている……。それで足腰が弱ったと思っています。これも思い込みです。筋肉主体の運動に慣れてしまっているからなのです。

歩くというのは重心の移動です。力感なく歩けるようになれば、大事な場面で必要な力が沸き出てきて、障害物や相手を上手くかわすことだって不思議ではありません。足腰の要、股関節は健康の秘訣なのです。構造動作トレーニングで年を取っても自分の足で歩ける身体を手に入れましょう。

歩き方としては、次の通りです。

小指の頭で地面を感じる（小指が地面に接地すればよりフラット接地）。

脚や腕は大きく振り出さず、脚は出る分だけ、腕は自然な揺れに任せる（歩幅は少しずつで構わない）。

股関節幅をキープし、常に膝に「遊び」をもたせる。

下を向かない（前あるいは上を向いて歩こう！）。
できる限り力（筋力）で歩かないよう骨（脛骨の垂直感覚）で身体を支えましょう。

10 構造動作理論から見た「達人の身体」

ONE PIECE

いきなりマンガの話から始めます。

私はONE PIECEの最新刊がでるのを心待ちにしているくらい尾田栄一郎さんの描くキャラクターや戦闘シーン、もちろんストーリーが好きです。

なかでも私のお気に入りの場面があります（集英社ONE PIECE第二十一巻）。主人公モンキー・D・ルフィーの最初の仲間、剣士ロロノア・ゾロの戦闘シーン（vs Mr・1（B・W社オフィサーエージェント）一刀流居合 獅子《しし》歌歌《ソンソン》）は構造動作理論からみますと「腰を入れる」すなわち、腰割りのすばらしいポーズになっています。武士＝腰を入れる描き方はロロノア・ゾロが世界最強の剣士をめざすのにふさわしい。他にも主人公の戦闘シーンでも腰を入れるポーズが多数ありモンキー・D・ルフィーの戦いぶりにも注目しています。

マイケル・ジャクソン

二〇〇九年に亡くなり、世界中の話題をひとりじめにしたマイケル・ジャクソン。彼のムーンウォークは衝撃的でした。不思議な足の運びで地面を滑走する……。

彼のダンスは、どれもとても不思議でした。構造動作理論からみますと「割る」、「身体を割って使う」ダンスといえます。割るというのはある物をいくつかの部分に分ける。つまり、身体の各部をより細かく繊細に使うことを「身体を割って使う」といいます。

読者の皆さんも、まず大まかに身体を分割する構造動作理論の「割り」トレーニングからはじめてみてはいかがでしょうか。

王貞治

一九七九年九月三日、当時読売ジャイアンツの王さんがハンク・アーロンのメジャーホームラン記録を抜く七五六号をライトスタンドに打ち返しました。子供だった私でも七五六号という数字が頭にこびりつくくらい世間は大騒ぎしていました。通算本塁打数八六八本は、世界最高本塁打数記録になっています。

「世界の王」と呼ばれ、王さんといえば「一本足打法」「フラミンゴ打法」と呼ばれる独特な打法を取り入れていました。子供たちはこぞって物まねをしたものです。

一本足というのはつまり、片足立ち。重心を前に取り、片足で立つ。骨で立つ片足立ちができると、関節がスムーズに重心を運びます。ということは、それだけバットに運動のエネルギーを乗せることができます。

野球に限らず、どの競技においても構造動作トレーニングの「片足立ち」に取り組んでいただけると、動きの質が変わってくると思います。ぜひ、身体を一本の脛で支える「世界の脛」を築き上げてください。

パワーポジション（パワースタンス）

「パワースタンス」とは、動作やプレーヤーに対して瞬時に反応して、爆発的に動くための準備姿勢をいいます。

股関節、膝関節、足関節を曲げ、足幅は、それぞれに最も安定し、前後左右、上下に素早く動ける幅（肩幅より少し広め）で膝とつま先が同じ方向を向いていることが大事です。元々はバスケットボールやテニスで用いられる用語で、日本語でいえば「構え」といったところでしょうか。

そんな「構え」に注目していただきたいのは、バスケットボールではマイケル・ジェフリー・ジョーダン。その実績からバスケットボールの神様と評されています。ジョーダンといえば華麗なテクニックに注目が集まりますが、何より構えが素晴らしい。きちんとした準備ができているので、自由自在に動くことができたのでしょう。

また、テニスではロジャー・フェデラー。四大大会男子シングルス部門で歴代最多となる一六回優勝に輝くなど、数々の記録を築き上げたことから史上最高のテニスプレーヤーとの呼び声も高い。テクニックは世界でも一級品であるのは間違いなく、それを支えているのが、動作の始まりであるパワーポジション（パワースタンス）なのです。

構造動作理論によるパワーポジション（パワースタンス）は、腰割りポジションの足幅を肩幅より少し広めにします。重心位置を前に取り、いつでも動き出しが可能なポジションを取りましょう。

ディエゴ・アルマンド・マラドーナ

二〇世紀のサッカー史に名を残すスター選手、マラドーナ。

小柄でずんぐりした体形が印象的ですが、ひとたび走り出せばその肉体は弾丸のように加速し、そして左足からは次々に華麗なテクニックが繰り出されます。

構造動作理論からみますと、ずんぐりとした体形は、腹圧のかかった腹を形成し、その腹圧は驚異的な股関節の回転を生みます。

サッカーに取り組まれている方は慎重に「ゆっくり走り」の動作をトレーニングするとともに腹圧を上げてみてはいかがでしょうか。あるいは骨盤前傾可動域の拡大をめざしてみてはいかがでしょうか。そこには、世界で戦うための「重心位置感覚」が待ってます。

跳躍

ジョナサン・エドワーズはシドニーオリンピックの金メダリストで、三段跳び世界記録保持者（一八メートル二九：屋外）です。マイク・パウエルは走り幅跳び世界記録保持者（八メートル九五）で、二三年ぶりの記録更新となった東京世界選手権大会でカール・ルイスを破って優勝。彼らの跳躍を見ているとまるで空に飛び立つかのようです。

構造動作理論からみますと、日本人選手が彼らと同じ土俵に立つためには、世界の骨格位置標準までトレーニングで築き上げる必要があります。筋力だけでは太刀打ちできない世界なのだと思います。骨格ポジションにより全身の筋肉・腱が連動し、強力なバネとなり（連動伸張反射が起こって）想像もつかないような跳躍が生まれています。

いつか、日本人選手がこの舞台に立てる日を夢見ています。

華麗なる白鳥たち

現代バレエの女王シルヴィ・ギエム、二〇世紀を代表する「瀕死の白鳥」アンナ・パブロワ、二〇一〇年に車のテレビCMに出てお馴染みのポリーナ・セミオノワ、彼女たちバレリーナは女性の憧れです。

構造動作理論からみますと、彼女たちは「骨格美」を供えているといえます。本書でも説明しましたがバレエは「骨で立って踊ること」を地道に訓練します。力感を感じさせない優雅で柔らかな立ち居振る舞いは、女性の「美」のシンボルといえるでしょう。

摂取カロリーを計算して運動消費量を計算するダイエット方法などとは世界が違うのです。美しさは内面からといわれますが、辛く厳しく地道な訓練を乗り越えて、その人の信念だとかやさしさが、美しさとして発現するのだと思います。ぜひ、多くの女性読者の皆さんに「骨格美」をめざしていただければ嬉しく思います。

武術の世界

合気道の植芝盛平氏、塩田剛三氏、柔道の三船久蔵氏、彼らの古いビデオを見ては、不思議な技の数々に昔はよく首をかしげたものでした。

武術や武道の世界には、実力はもちろんのことカリスマ性を持ち合わせた人物が多いです。

「礼に始まり、礼に終わる」

師と呼ばれる人物には、常に相手に対する尊敬の念があります。そして、座礼《ざれい》・立礼《りつれい》が股関節から行われることで、構造動作理論からみますと「骨のある人」となります。

稽古がただ技術習得のためにあらず心身のためにあること。競い合うスポーツの世界では考えにくい哲学的な発想ですが、そうした古来よりのものの考え方は重要です。自分自身の身体の操作を司るのは「自分自身の考え方」なのですから。

ぜひ、座礼・立礼が股関節から屈曲できるよう訓練してみてください。重心移動の感覚が出てきたら骨で立つ感覚を得るのも遠い話ではないと思います。「骨のある人」に出会えるチャンスが増えることを願っております。

11 股割り動作を競技に転換する

股割りチャレンジャーの目標は皆さんいろいろです。

「一八〇度開脚できるようになりたい」「身体が固いから、やわらかくなりたい」「競技パフォーマンスを高めたい」「腰痛を治したい」などなど。

股割りは下腹が床に付くことを第一目標にします。

それから、ロールオーバー（股関節の切り替えし）を訓練します。

そして、股割りができるようになったからといって、目標が達成されるのではないことを覚えておいてください。

股割りは、あくまでもトレーニングであること。先にも述べましたが、日常や競技動作に生かされなければ無意味になってしまう。股割りの最終目標は「動作への転換」なのです。

仮に下腹が床に付かなくても、その股関節の可動域分をご自身の日常、競技動作に転換できれば目標達成といえるでしょう。そして、さらに股割りと動作への転換の精度を高めていけばいいのです。

片足立ちトレーニングを思い出してください。重心の移動とともに背屈角度を高めていきますね。これは、股割りトレーニングの脚です。股割りトレーニングは足関節背屈と膝関節に遊びを持たせた脚をキープし股関節を回転させます。つまり、股割りは「運動とは重心の移動である」という運動の定義を忠実に再現するためのトレーニングなのです。

股割り以外のトレーニングも構造動作理論に基づきトレーニング方法を考えてあります

のですべてがリンクする形になっています。ですから、行うのは構造動作理論におけるトレーニングのどれでも構いません。それを、ご自身の日常～競技動作と行ったり来たりしながらトレーニングを進めていくことができます。

最後にもう一度繰り返しますが、股割りが最終目標ではなく日常・競技動作への転換が最終目標であることを肝に銘じてトレーニングを進めていただければと思います。

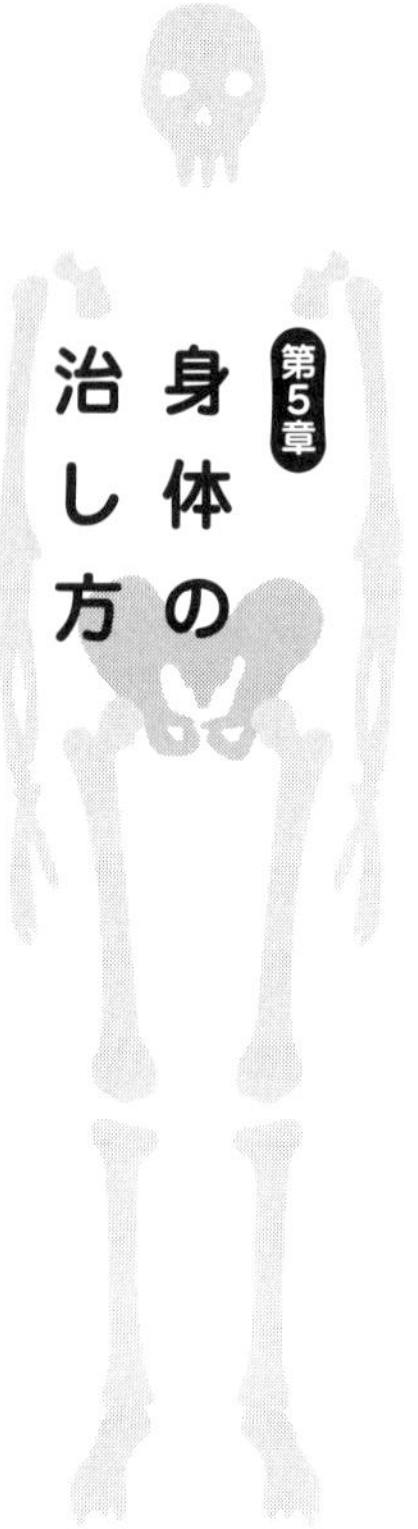

第5章 身体の治し方

この章では、構造動作理論とも関係が深い、私が実際におこなっている治療や人間の身体の治癒についてお話したいと思います。

1 身体の理想とは

私が理想とする姿は「幼児《おさなご》」です。

素直で疑いがなく全身に血がめぐり生命力に満ち溢れている、そんな幼児に私はなりたいのです。人はさまざまな環境に適応しようと努力を続けますが、行く手には誤解や思い込みなどの問題が立ちふさがっています。努力の方向性を誤解することで自らを拘束し、健康を害してしまいます。

私は治療士として多くの患者さんと向かい合っていますが、背景にある問題の大きさを日増しに感じています。私が本書をはじめ、セミナーや講習会などで常に提案している「骨盤おこし」というトレーニング法は、「人間の構造」を問い続けている〝過程〟なのです。問題が大きすぎて、とても私個人の力では太刀打ちできそうにありませんが、人間の構造を問い、動作を見直すことで、私が担えることもあるのではないか、と考えています。

治療に対する考え方

治療とは問題解決です。

病や症状は全体から起きています。全体というのは全身を含んだ広い意味。私は主に運動器や骨格の問題解決のお手伝いをさせていただいておりますが、「全体」を考えると、その背景も含めて解決する必要があるのではないでしょうか。

私の治療における手技は問診、視診、触診を兼ねており、重心位置、骨格位置、動作癖、筋肉のテンション、古傷（歴史）などを総合的に判断し、問題解決の糸口を探るためのものです。

私が行っている術式は、特徴として筋肉をほぐしません。症状部位には触らず、筋肉の付着部などで痛みを感じる箇所を探し、やさしく擦る（軽擦法）だけです。

症状部位というのは他からの影響を受けている場合が多いです。そのため、患者さんを総合的（重心位置から古傷に至るまで）に判断しながら、全体で症状部位（部分）をゆるめ血液循環を改善することを主眼においています。

筋腹をほぐさない理由

私は筋腹に刺激を入れて、筋肉に意識が芽生えてしまうことを避けています。難病を患って全国各地の医療機関や治療院をめぐっている方たちの中には、筋肉の意識が強く身体がゆるまない方が多いです。私は以前には筋肉治療を行っていましたが、そのような患者さんには相当の圧力を要し、主張する筋肉を押さえ込んできました。

結果として、筋肉は相当のダメージを受け、筋繊維の修復にも時間がかかってしまいました。しかも、筋肉がほぐれて治ったかのように見えても、そこに意識が残っていて再び主張し始めることが多かったのです。

このような理由から私は筋肉に圧迫法（指圧）や揉捏法（もむ）を行わないことにしているのです。

私の治療が痛い理由

私の手技は「痛みを感じる箇所を探して擦る」術式です。痛みを感じる箇所というのは、古傷であったり、縮まっている箇所（拘縮、萎縮、収縮などの軟部組織の問題）です。治療に際しては、その箇所が何十年も昔の突き指の跡だったりするので、本人でも忘れていたり無意識でいることが多いです。

健康な体でも痛みの箇所は無数にあり、数が多ければ多いほど私の治療を痛いと思われるでしょう。なかには痛みの箇所が多すぎて、治療後脱力してしばらく寝ていらっしゃる方もおります。

わずかな炎症は薬

治療後、皮膚に痛みが残ることがあります。軽擦法（軽く擦る方法）の摩擦刺激による軟部組織の炎症です。

私の治療ではこのわずかな炎症を必要とします。固めていた組織に炎症がおこると血液が集まり組織の修復が行われると考えているからです。西洋医学的には炎症を悪と考え、抑えてしまう傾向にありますが、私はこれは治癒のはじまりであり、わずかな炎症も薬だと思っています。

自らが治す

やはり施術されることが主になってはいけません。筋肉の主張というのは、自分が無意識であったとしても、自らの主張に違いありません。自らが主張しなければ、筋肉はゆるむのです。

しかし、主張を取りやめるにはさまざまな問題があり、それらを解決しなければなりません。そのさまざまな問題を日常生活の中で解決していくことが、根本的に身体を変えていくことだと私は考えています。

施術後は、病気や症状がおこっている理由を説明し、日常生活での注意事項をお話しします。たいていの方は治療間隔を二週間以上空けていただき、組織の修復を待ちながら注意事項を実践していただくことにしております。

施術者のポジション

私は柔道整復師・鍼灸あん摩マッサージ師の資格を持って治療士として仕事にあたらせ

ていただいています。すると、一般の方、スポーツ選手の施術希望だけでなく同業者の方からも連絡をいただきます。医療関係者も腰痛や身体の各痛みで困っている方が多いのです。

私は二〇代の頃にギックリ腰を三度続けてやってしまいました。身動きが取れず寝たきりになり仕事に穴をあけてしまった苦い経験があります。そんな経験から構造動作トレーニングを施術ポジションに転換して、私自身にも患者さまにもやさしい構えを日々探っています。おかげで、職業病とは無縁、肘を使って広い面で大腿部をゆるめる際もしっかり腰が入ります。どのような仕事でもポジションは大切です。

「ゆるめること」と「ほぐすこと」

ゆるめる（緩める／弛める）はゆるむようにする意です。「ネクタイ／帯をゆるめる」と言いますね。ほぐす（解す）はもつれたものを別々にする、ほどく、こりかたまったものをやわらかくする、細かくわけるを意味しています。「糸のもつれ、肩のコリ、魚の身をほぐす」と言います。

施術においては「ゆるめる」は全体を、「ほぐす」は部分の意味を指しています。

「身体をゆるめる」

身体をゆるめることは大切でしょう。しかし「固さを残すこと」はもっと大切です。身体をゆるめるということは、身体各部がそれぞれの役割を果たせる状態にするということ。

身体は各部の筋肉を固められると、神経・血管系の圧迫、関節運動制限、骨格位置を崩し内臓系にまで影響を及ぼしさまざまな問題を提示します（病気、症状、身体の固さなど）。そこで、身体の問題提示に対し、固い筋肉をゆるめれば問題を解決できるのでは、と私たちは安易に考えてしまいます。

しかし筋肉をゆるめると解決するのか、筋肉を使えるようにすると解決するのか、どのように使うから筋肉が固まるのか、なぜその筋肉を動かさなくなったのか、など総合的に考えなくては役割を果たせる状態にはなりません。

部分（ある固い筋肉）をゆるめれば、その影響は他の部分（他の箇所）に出ます。部分と部分は互いに関係しあい全体を固めているのです。ですから、それらの相互関係を診ながら身体をゆるめる必要があるのです。

「治す！　治したい！」という気持ち

治療で一番大切なことは、「治す！　治したい！」という気持ちです。年だからとか、難病だからとか、長年患っているからとか、治らない理由をつくらないこと。

心配はいりません。「治す！」と決めれば、大概のことが好転するはずです。

2　病気をまねく姿勢とは

とにかく血管は圧迫してはいけません！

なぜなら全身に血液をしっかりと送り流さなければならないからです。

血液の流れが滞ると、各臓器への十分な酸素や栄養が届けられず、老廃物の排泄が上手くいかなくなり、私たちの身体はさまざまな病気をまねいてしまいます。

血液の流れが滞る原因として、一つに「血管を圧迫する姿勢（骨格位置）の習慣」があります。血管を圧迫する骨格位置（姿勢）とは不適切な骨格位置のことです。不適切な骨格位置は、姿勢を保持するためにさまざまな骨格筋を過労働させ、不適切な重心位置により、自重で血管を圧迫してしまいます。

その状態で動作をすればさらに血管を圧迫し、しっかり血液を全身に送り流すことができません。

スポーツが身体に悪いとの意見があります。当然、血管を圧迫する不適切な骨格位置で激しく動作すれば、心臓に負担がかかるでしょう。さらに、不十分な酸素量では骨格筋などもスムーズに働きません。効率の悪い身体の使い方は、身体の破壊につながると私は考えています。健康を望む、病気を治す、スポーツ動作の向上を望む人など、すべての人にとって全身に血液をしっかりと送り流すことは大切だと思います。

【不適切な骨格位置（姿勢）で圧迫されやすい血管のポイント】

顎……側頭下窩、顎下三角、下顎後窩

頸……外側頸三角部、頸動脈三角、斜角筋椎骨三角、椎骨動脈三角

肩……鎖骨胸筋三角、外側・内側腋窩隙（腋窩）

肘……肘窩、内側二頭筋溝

手……橈骨小窩（嗅ぎタバコ入れ）

腹……鳩尾《みぞおち》、臍《へそ》、下腹
尻……梨状筋上孔・下孔、臀部筋膜下層
鼠径…大腿三角
膝……膝窩、内転筋裂孔
足……土踏まず（足底アーチ）

骨格とは物事の根本となる仕組み、つまり「骨組み」です。どのような構造体においても、「骨組み」が不適切では、構造体そのものが適切に機能しないというのは当たり前ですね。家であったら、崩れてしまいます。

人間の身体においても同じことが言えると思います。不適切な骨格位置（姿勢）では、適切に機能しません。その最も深刻な害が血管の圧迫かもしれません。血管の圧迫は生物（人間）において、生命を左右するものだと考えます。健康を害する血管の圧迫は一刻も早く改善したいものです。

しかし、先に挙げた表を見て、自身がどこで血管を圧迫しているのか、読者の皆さんは検討がつきますか？　おそらく専門家でなければよく分からないでしょう。

それほどまでに、私たちは一番身近な自身の身体について知らないのです。健康のために食べ物を選択することも、体を動かすことも、温泉などで体を温めることも、健康を考えるということでは、どれも大切だと思います。

ですが、根本となる自身の身体の仕組みについても、これからは学んでいく必要があるのではないでしょうか。健康や治療のため、と思って行っていることが、実は健康を害することだった、ということが多分にあるのです。

そこで、問題です。

以下のうち、健康を害するものはどれでしょうか？

ウォーキング／ストレッチ／筋トレ
ジョギング／薬／水
食べ物／衣類／靴
枕／ストレス／酒
タバコ／マッサージ／鍼

答えは……全部かもしれませんし、この中の一つか二つかもしれません。ヒントは本書を良く読んで考えてみてください。

3 血管は絶対に圧迫してはいけない

健康を考えたときに、心臓から全身に行き渡る血管の経路というのは非常に大事です。その循環を保たなければなりません。骨盤を後傾させた状態で、拇指球ターンなどで土踏まずを圧迫すると、心臓からの経路内で大事な血管を圧迫することになってしまいます。

また、その考えを延長すると膝もできるだけ伸ばさない方がよいでしょう。膝を伸ばすと、膝の裏の血管を圧迫してしまう。ですからヨガなどで膝の裏を伸ばすのは代謝を良くするためと説明がなされていますが、これでは血管を圧迫することになってしまいます。まず膝には遊びを持たせたい。

また骨盤が後傾していて、腸骨筋が引っ張られてしまうと鼠蹊部が圧迫されてしまいます。特に副大動脈や静脈、心臓からお腹の動静脈は太いので、鼠蹊部はとても大事な場所です。後傾していると当然血管だけではなくて、内臓も含めて全部圧迫してしまう。

内臓器官の問題は「悪く」ならないと表に出てきません。しかし、腰が痛い、膝が痛いというのは、非常に分かりやすい信号です。腰が痛いといえば、腰で動き過ぎている。内臓が曲がったり、ねじったり、圧迫されたりしているということです。そこを変えていかなくてはならない。

膝が痛いのも、拇指球側で体重をかけることによって土踏まずを圧迫して、膝を伸ばし過ぎている可能性もある。

また、肩や首のコリというのも、血管の圧迫から起こっている可能性が考えられます。首から脇を通っている太い血管がありますが、首のポジションが不適切だと圧迫してしまい、手のしびれを起こすこともあります。首を動かす胸鎖乳突筋を縮めていると、神経や血管が集中しているところなので、流れがすごく悪くなってしまいます。

首・胸・脇・腹・鼠蹊部・膝の裏・足裏を圧迫しないように、構造動作のポイントに合わせて骨格を作っていったほうがよい、ということです。

4 肩凝りの話

肩凝りの原因疾患には、リンパ性斜頸、器質的変化が証明されない肩凝り、頭部外傷、その後遺症、胸郭出口症候群、頚部脊椎症、慢性関節リウマチ、頚椎後縦靭帯骨化症、転移性頸椎腫瘍などがあります。

その中で、一五歳〜四五歳の女性に多い器質的変化が証明されない肩凝りについて考えてみましょう。

患者さんの中には、体質だから、持病だから、肩凝り症だから、デスクワークだからと辛い症状に困っている方が多いのです。が、結論からいうと、この肩凝りに体質やワークスタイルは関係ありません。

頭部が胸郭に乗っているか、骨盤が後傾していないか、上腕が定位置に収まっているか（力こぶ正面）、確認してみるとよいでしょう。肩凝り症状は、不自然な骨格位置を維持するために、僧帽筋や肩甲挙筋を酷使し疲労している症状です。

それをいたわって、マッサージするのもよいでしょう。しかし、永久に酷使させるのは気の毒です。意識を高くもって、スタイル＝骨格位置の修正をしてみてはいかがでしょうか。

5　腰痛の話

股関節を中心に身体を動かせないと、どうしても腰で動くしかなくなります。そうなると背骨からきて腰椎に重心がかかってしまい、負担が大きくなります。結果的にヘルニアが起きても圧迫骨折や変形がおきてしまうことにもなりかねません。

ポジションの不全からくる腰痛では、腰に負担がかかる動きの習慣を変えていかないと、マッサージや治療をいくら行っても、元に戻ってしまいます。

もちろん、肩こりも、体幹から手を使えていないから起きることです。手先だけを使って作業しているから、負担が生じてしまいます。基本の腕のポジションである、上腕二頭筋が正面を向くポジションで作業を行っていただきたいと思います。その位置が内側に向いていると、肩が上がってしまい、肩に力の入った、肩こりになるかたちになってしまうのです。あるいは、手先だけで作業していると腱鞘炎になることも多い。テニスエルボーや野球肘もその一環です。

首こりの場合は、すこし位置を調整するのが難しいのですが、骨盤の上に乗った胸郭の上にきちんと頭が乗っかっていることが大事です。そのバランスが適切に取れていないと、猫背になって首だけ前に行きすぎるか、首が後ろに反り返ってしまいます（伸展）。日本人の場合、顎を引いてしまう人も多いです。すると首は屈曲してしまう。

筋肉は収縮されると、その反対側の拮抗しているところは伸張（引っ張られる）します。つまり、身体において症状を感じるところというのは、大体が引っ張られているところなのです。

腰痛が起きるのも、骨盤が後傾していると腸腰筋が縮まってしまうので、その反対に引っ張られる腰椎の周辺の筋肉に症状が出てしまう。ですからいくら、その引っ張られている箇所に施術をしても届きません。中側の縮こまっている部分を緩める工夫をする必要があるのです。

慢性系の疾患の場合、いくら手術したり対症療法を行っても、ポジションを変えなければ、何度も繰り返して症状が出てしまいます。

腰痛も「二足歩行になった宿命だ」と言われていますが、これは完全に間違いです。宿命であるならば、全人類が腰痛になってしまいます。しかし腰痛を患っていない人もいる。最初に二足歩行になったときには崩れていなかった姿勢が崩れているのが原因なのではないでしょうか。

四足歩行の動物を見ると、骨盤は当然前傾の方向にある。ですから、お尻の穴が後ろにきます。しかし特に日本人の場合、骨盤が後傾してしまって、坐るときには完全に肛門の上に乗ってしまっているので痔になる人も多いのです。肛門付近には静脈がたくさんあります。そこを圧迫してしまったら痔になるのも当然なのです。これも慢性疾患ですね。

ぜひ、骨盤立位の姿勢を取り戻すことで、健康になっていただきたいと思います。

6 痛みについて考える

「痛み」は医療関係者の永遠のテーマです。私も治療士の道を志したときから、「痛み」の理解に努めています。が、まだまだわからないことは多いのです。

痛みは辛い……。

辛い痛みに対して、医療現場ではさまざまな取り組みがなされていますが、終わりはないのでしょうか。むしろ、痛みで苦しむ人たちが増えているような感じさえ受けます。何が問題なのでしょうか。

「痛み」には発痛物質が出現しています。発痛物質にはブラジキニンやセロトニン、プロスタグランディンなどがあり、これらの化学物質に侵害受容器が反応し脳に伝え、「痛い」と感じます。

痛みは「組織の何らかの変化」を伝える電気信号なのです。

この電気信号を経路内で遮断したり、抑えたりするのが一般的な治療です。しかし、「組織の何らかの変化」に対応しなければ、一時的な痛みの経路の遮断、抑制でしかないのではないでしょうか。「組織の何らかの変化」に対応というのは骨折固定、悪性腫瘍除去、感染症ワクチンなどです（でも、本当に対応しているのかわかりませんが……）。

なぜ、発痛物質が出現するのでしょうか（現段階では生態防御反応と思っています）。発痛物質は「組織の何らかの変化」を痛みとして脳に伝えるための物質なので、抑えたとしたら痛みが悪循環に陥るような気がします。

「組織の何らかの変化」はレントゲン、CT、MRIに映るようなものばかりではありません。そうした画像に映らない身体の痛みって何なのでしょうか？

「痛み」の感じ方は個人差がかなりあります。私は痛みに弱いです。赤ちゃんは強い、というより鈍いと言った方がよいのでしょうか。痛みは脳が関与しているので、「痛かった」経験値などと関係して複雑なのだと思います。

私は主に骨格の痛みの治療を仕事にしています。

腰椎椎間板ヘルニア、変形性股関節症、顔面神経麻痺、スポーツ障害などです。

痛みのメカニズムからみてヘルニアと痛みが無関係であったり、関節の変形と痛みが無関係であったりすることが、勉強をするうちにわかってきました。

そうすると、「組織の何らかの変化」って何なのだろう、とよく分からなくなってきました。

たとえばギックリ腰を経験をされた方、そろーり、そろーりと、とにかく激痛が起きないように動きませんでしたか？　ゆっくーり、イスに座ったとき、妙に姿勢が良くなかったですか？　腰で反ると痛いし、曲げると痛いからですね。

「入力と出力」を無意識の内に経験しているのです。

痛みには脳が関与していますので、痛みと前向きに向き合いましょう。身体が治ろうとしていることにブレーキをかけてはもったいないのです。

治療は、

①「脳」と「筋肉」の間に生じている問題を解決する（起始停止軽擦法）。

②損傷や負傷の原因となった「入力ミス」を解決する。

③気持ちを前向きに（情動としての痛みの解決）。

の三本柱で取り組んでいきます。

現在えにし治療院（http://www.eni4.net/）では下記の痛み・症状と向き合っています。

身体各部の症状（痛み・痺れ）、変形性膝股関節症、股関節症、慢性筋痛症、坐骨神経痛、関節・筋肉・神経症状など慢性的なスポーツ障害、腰椎分離・ヘルニア症状、膝靭帯半月板症状、腱板症状など。
フォーカルジストニア症状、不随意症状など。
アトピー性皮膚炎など。

上記の症状以外でもお気軽に一度ご相談ください。またスポーツ運動の姿勢・動作改善のご相談も受け付けております。

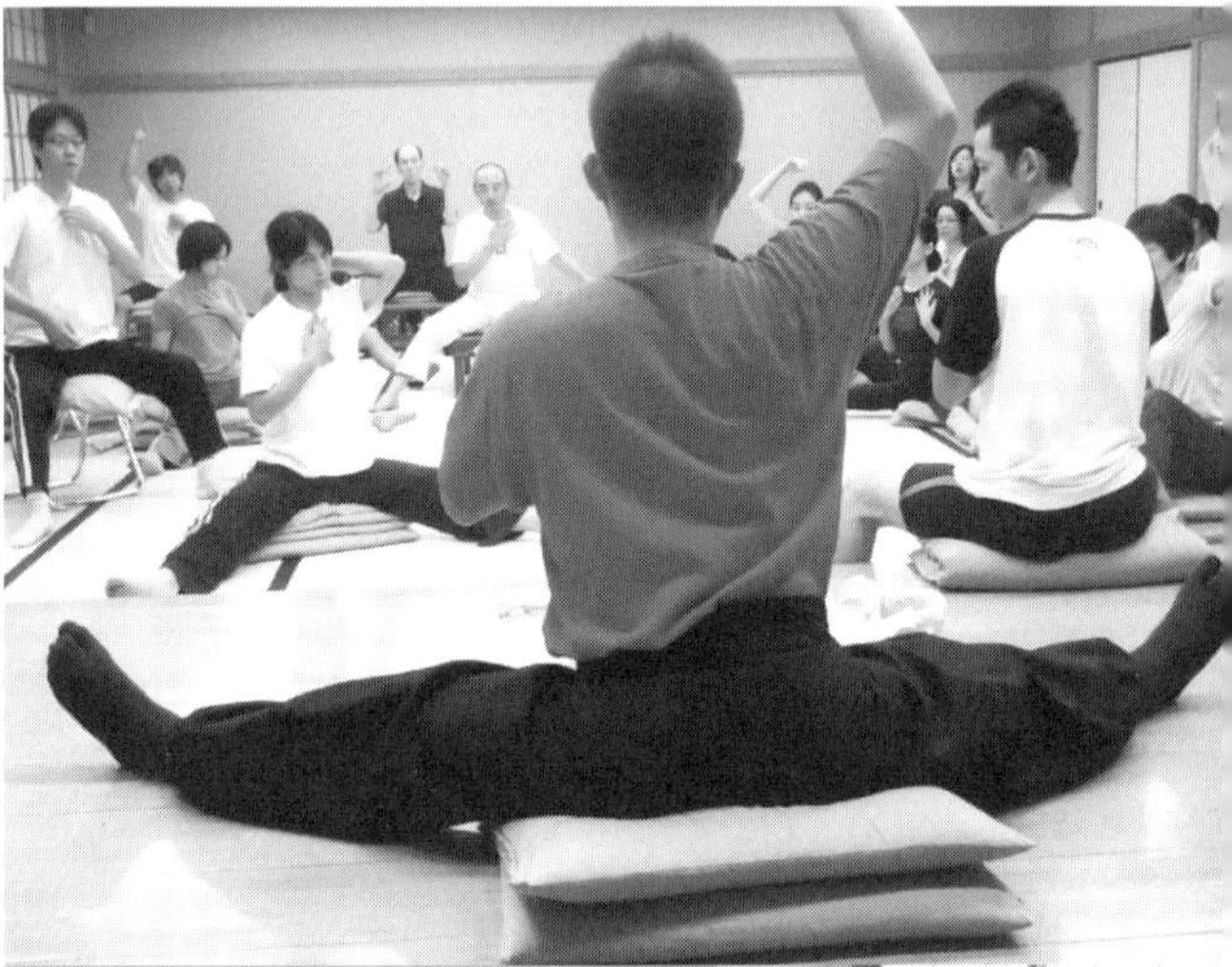
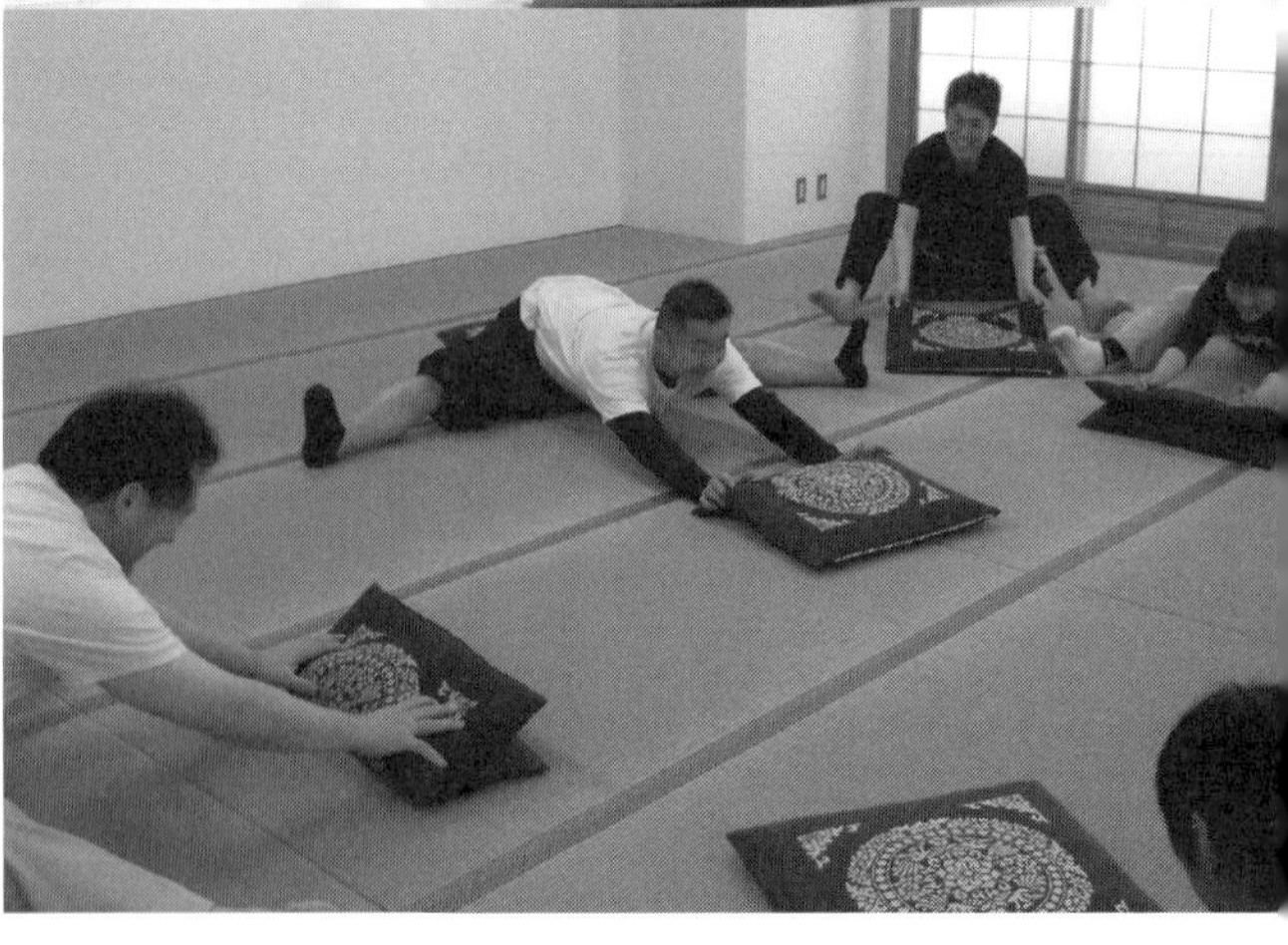

MATAWARI応用編

「骨盤おこし」トレーニングをどう実践するか

構造動作トレーニングと武術の稽古

武術稽古法研究家
中島章夫（半身動作研究会主宰）

構造動作トレーニングとの出会い

　構造動作トレーニングの中村考宏先生をはじめて知ったのは、ナンバ動作などを独自の視点から研究をしていた「常歩（なみあし）研究会」のサイトでした。二〇〇三年頃です。

　中村先生もわたしもそこの掲示板に意見を書き込んでいて、いつしか直接メールをやり取りするようになりました。知り合った年に『技アリの身体になる』という稽古本を出したとき、中村先生の「ボール胡坐」というトレーニングを紹介させていただきました。しかし実際にお会いするのは、それから五年経った二〇〇八年七月のことでした。東京で「骨盤おこしトレーニングセミナー」（後の構造動作トレーニングセミナー）を開催したのです。

　きっかけは中村先生から、東京に行く機会があるので、動作やからだのことに興味のある人たちに「骨盤おこしトレーニング」の話をできないだろうか、という相談を受けたことでした。場所の確保と告知ぐらいはお手伝いできます、ということで月末の土日に一回ずつのセミナーを企画しました。

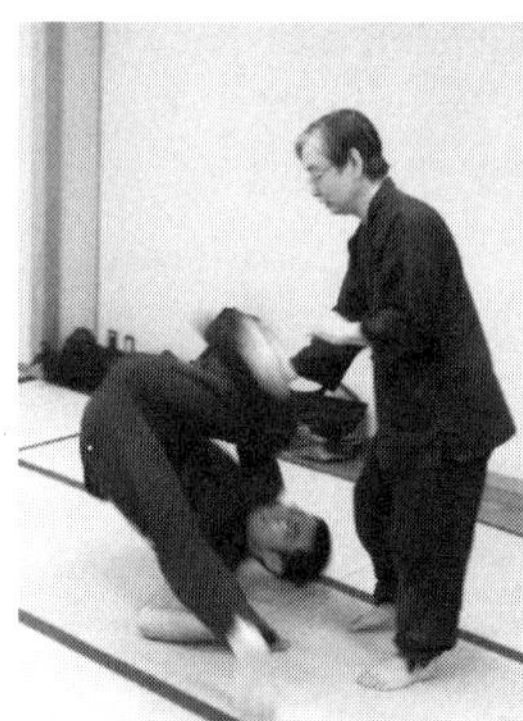

　そのころ健康雑誌で「骨盤おこし」が特集されたこともあり、両日とも満員となり、東京初のセミナーは大成功でした。ところがわたしといえば、世話人を担ったものの、骨盤おこしトレーニングがどういうものかは、よく知らなかったのです。知らないどころか、それまでのメー

ルでの意見交換で、わたしのやっている武術とはあまり関係がないな、と思っていました。

というのも、その頃のわたしは「腰を反らさない、胸を張らない」姿勢による武術を行っていたからです。対して中村先生の構えや主張は「腰を反り、胸を張る」もののように見えました。いま思えば「骨盤をおこし、胸のポジションを前にする」ということなのですが、メールや写真ではそれを理解することはできませんでした。それでいつも最後は「武術と健康法とは違うから」という感じで意見が合わなかったのです。そんなわたしですから世話人を引き受けたものの、あくまでお手伝いで自分でトレーニングをするつもりはありませんでした。

ところが受付からセミナーの様子を見ていたら、何だか面白いのです。参加者一人ひとりの骨盤の起きた位置を指導していくのですが、みんなお辞儀するぐらい前傾しないと骨盤が起きないのです。中村先生の考えが正しいかどうかというより、こんな面白いことはやった方が良い、自分の武術と矛盾があっても、武術は武術、骨盤おこしは骨盤おこしと割り切ってやればいいじゃないか、と瞬時に決めたのでした。後でちっとも矛盾しないことがわかるのですけど。

武術と構造動作

トレーニングを始めて、中村先生のお話を聞いていると、これが単に健康法ということではなく、生きて動いている人全部に関わることだとわかってきました。もちろん武術も人がやることですから例外ではありません。

中村先生の主張するところは、とてもシンプルでした。骨格位置を関節が最も動きやすいポジションにしよう、ということです。そうなれば重心の移動もスムーズになり動作も楽になります。その骨格位置をつくり、重心の移動を学ぶのが構造動作トレーニングというわけです。

わたしのやっている武術でも、腕の重さに引かれて動くとか、倒れるのを利用するとか、重心移動が大切なことや、股関節の使い方が重要であることは言っていました。しかしそれがなぜ大切で、どうすればよりよく動くのかについては明確ではありませんでした。上手な人の動きを真似て、稽古を工夫していると何となく動けるようになる、という程度でした。

けれども、構造動作トレーニングを学ぶにつれて、股関節はどうすれば動き、どうすれば動かないかが明確になってきました。これによって座り技の質が飛躍的に向上しました。足指の使い方や、足裏のどこで体重を受けたらよいかが、理由とともにわかってくると、立って行う技の質も向上してきました。同時に稽古をしている人たちへのアドバイスも、非常に具体的に行えるようになりました。

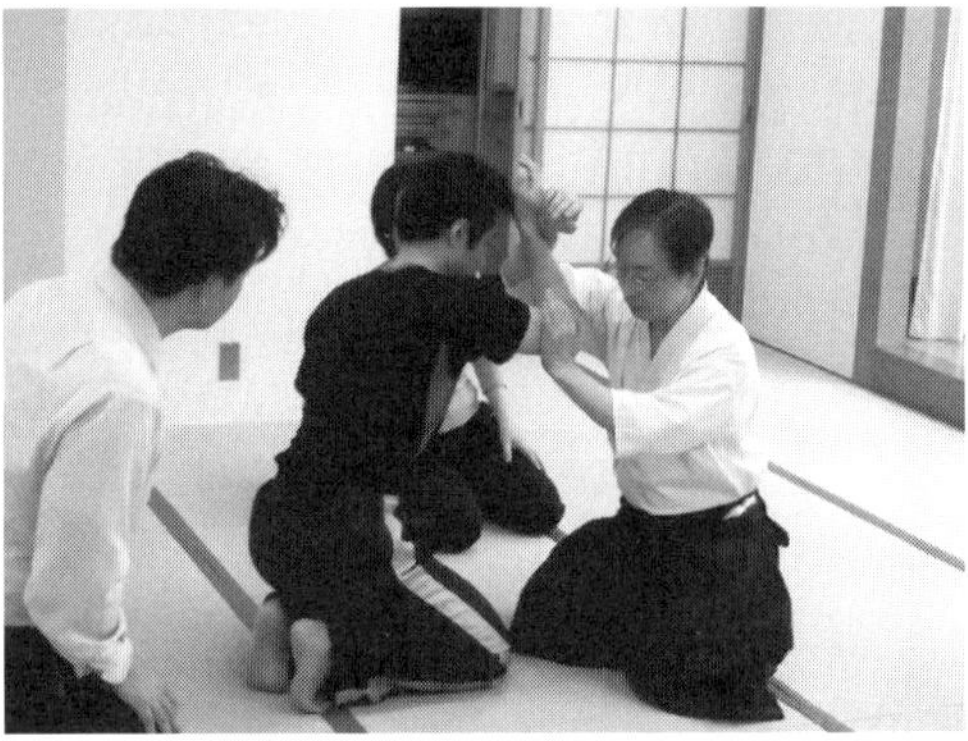

腕の使い方もはっきりとしてきました。たとえば肩を落とすために「手の平を返す」という動作をするのですが、構造動作理論でなぜそうするといいのかという理由がわかりました。同時に手の平を返してもダメな場合がある理由もはっきりわかり、指導がしやすくなりました。

このように構造動作理論を元に、脚、体幹、腕の構えを見直していくと「姿勢、構えをきちんとするだけで技になる」ことがわかってきました。ということは逆にきちんとした構えをとることが難しいからこそ、稽古によって構えができた人の技が利くともいえます。

構造動作理論の説く姿勢、ポジションそのものは「武術の」とか「スポーツの」という特定のものではなく、人全般のニュートラルポジションを示しているとわたしは考えています。だからこそ構造動作理論から身体を見直すことで、既存の技の威力が増したように感じられるのでしょう。

たとえば介助をしている人が、股関節がより使える腰の構えや、関節が十分に働く腕の構えなどを学んで、自分が習得していた技術がすごく使いやすいものに変化した、と報告してくれたケースもありました。武術の技も流儀、流派によってさまざまなわけですが、技を支える身体そのものの姿勢を見直してみることで、その切れ味が変わる可能性は高いと思います。構造動作理論、構造動作トレーニングはそのための大きな武器になることは間違いないということを実感しているところです。

骨格美

女性の為の構造動作トレーニング

鍼灸師・あん摩マッサージ指圧師
中村よし子

構造動作理論で女性の問題は解消される

私は中学の頃、将来就きたい職業欄に、「健康に携わる仕事に就きたい」と書いていました。そんなことを書いていたのもすっかり忘れていましたが、短大を卒業後、鍼灸あん摩マッサージの専門学校を受験していました。

当時は、頭痛、肩こり、耳鳴り、腹痛、便秘、乗り物酔い、魚の目、蓄膿症、不定愁訴持ちの若い娘でした。学校の傍らヨガや健康体操、オイルマッサージなど色々な勉強会に参加しましたが、楽にはなったもののどれも私の身体を根本的に変える(健康になった!)という手ごたえを感じることができませんでした。

卒業後、就職した整形外科では医師の診断の元、患者さんに電気をかけマッサージをします。けれども、患者さんたちは「あー楽になった、でも、仕事をするとまた痛み出すのよ」と言います。痛みがひどいと痛み止めの薬、さらに注射。痛みを感じなければ治った。そして、日常に戻っていく。私もその流れの中で働くことに慣れてしまっていました。

本書の著者である主人とともに開業してからは、そのサポートに回り患者さんの話を聞く機会が増えました。話を聞くのは好きなので、とても楽しく、今になって思えば、日常生活や育児、不定愁訴などの会話の数々は、構造動作トレーニングのヒントが詰まったとても大切な時間でした。

特におばあさんたちの昔話が印象的でした。

「わしらが子供の頃は先生が厳しくビシッとして授業を受けたもんだ」「学校へは自分で草鞋をこしらえて履いていったもんだ。草鞋が壊れたら草むらに草鞋をほかって裸足で帰った」「小学校から帰ると真っ先にお母さんのお乳に飛びついた」「米俵を持つ時はゆっくり、ゆっくり持ち上げるんだよ」「米を食べなきゃ力がでんわなぁ」などなど……。

親子三代で治療に来ていた家族では、おばあちゃんは「骨盤おこし」をできるのに、孫娘は二つ折りになっても坐骨結節が出てこない。畑仕事をしているおばあちゃんは、自転車で転んでも上手に転び青あざ程度、お風呂でよろけた娘は手をついて骨折した。など同じ家族でも若い世代になるにつれ、身体の使い方が下手になっているエピソードをたくさん見聞きしました。そして、私がやりたかった仕事は構造動作トレーニングとリンクしていきました。

主人が構造動作理論を手掛け始めると、私たちの生活はがらりと変わりました。食事は正座にちゃぶ台、茶碗や箸の持ち方、枕を使わないで寝る、米をしっかり食べる、早寝早起き。

そして私と息子も一輪車に乗ることに……。そんな生活を送るうちに、私は今まで悩まされていた不定愁訴が何一つ出ていないことに気づきました。構造動作トレーニングを実践する間に「健康」を手にしていたのです。同じように生活している子供たちも「健康」に育っていました。

それから、遺伝だと半ば諦めていた、何をしても変化のなかった下半身太りが解消され、初めて、上下揃ったスーツを着ることができました。自然と、女性の大敵に打ち勝つことができていたのです。

　そうしている内に、満を持して、構造動作理論を試すチャンスがやってきました。第二子の妊娠です。八年も間が空いていましたが、骨盤おこしのトレーニングを行うことで、腰痛がなく、妊娠線もできませんでした。出産当日まで仕事ができ、そして、超安産になりました。出産してすぐに、歩け体操をしていたら看護婦さんに注意されましたが……。産後もすぐにお腹が元に戻りました。元気な赤ちゃんに大満足でした！

　育児も構造動作理論に基づき実践しました。たとえば、体幹と上腕のポジションを作って赤ちゃんにお乳をあげるとか、抱っこの仕方など。結果としてお乳はよく出るし、育児疲れも少なくすみました。

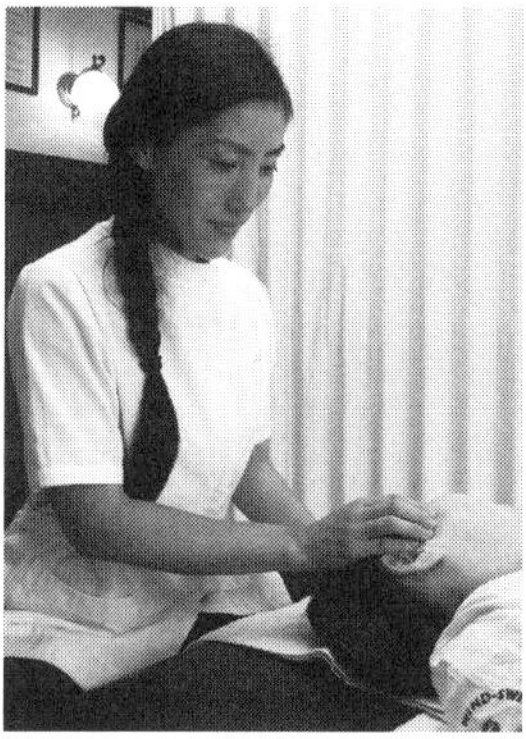

女性のための「骨盤おこし」へ

　こうした経験は私の自信になり、同時に多くの女性に体感してもらいたいと思いました。構造動作トレーニングを具体的に毎日実践しなかったとしても、昔のおばあちゃんたちがやってきた当たり前のことが、とても大切だということを若い女性に知ってもらいたかったのです。かつての自分を含めて、そのくらい、若い世代では身体の使い方が下手になっているのです。その、下手な体の使い方が多くの女性たちの不定愁訴につながっています。

　また、下手な身体の使い方を見て育った子供たちは、さらに下手に育ってしまいます。そうした子供たちはスポーツをしても怪我が多く、すぐ疲れ、体調を崩しやすくなってしまいます。

　先日、主人のすすめで名古屋栄・

中日文化センターで「女性のための「骨盤おこし」講座」の講師を務めさせていただきました。二〇代から七〇代の女性が参加し、なかでも四〇代の女性が多かったのですが、やはり女性の悩みは共通するものがあります。便秘、頭痛、肩こり、腰痛、膝痛、耳鳴り、めまい、生理痛、婦人科疾患、痔、不定愁訴などなど。家事で手が痛くなる、洗濯かごを持つ時に腰が痛いなど身体の使い方から出ている痛みも多くありました。

女性は手に体重を乗せるとか腰を入れるといった動作が苦手です。構造動作理論によると運動とは「重心の移動」ということになります。それらの動作が苦手なままでは重心がスムーズに移動せず、身体に負担をかけ続けてしまいます。

私は女性の施術を行っていますが、やはり骨格位置の崩れ、下手な体の使い方によりスムーズに重心が移動せず体に負担をかけてしまっている方が多いように思います。これからは、構造動作理論を女性に応用することで「骨格美」を整える方法をお伝えしていくことが必要だと感じております。

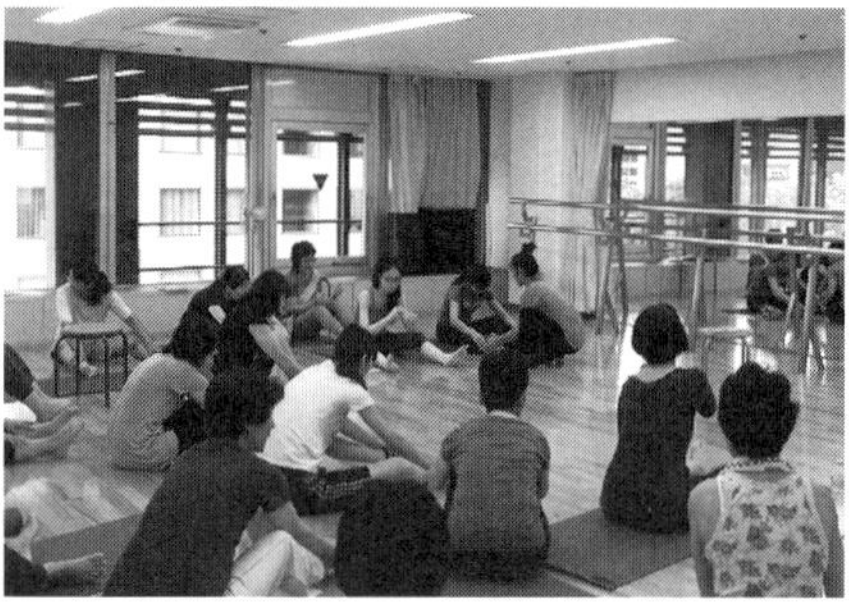

私の「健康に携わる仕事に就きたい」という夢は構造動作トレーニングを実践・指導することで正に現実となりました。お年寄りから子供まで、さらには女性特有の悩みをこれまでの経験を踏まえ、皆さんが健康になれるようお手伝いできれば、こんなにうれしいことはありません。もちろん、今後も研究は続きますし、女性として母として「骨格美」をめざし、皆さんにお伝えしていく努力を続けていきたいと思っています。

股関節とバスケットボール

トップレベルの基本技術とは

日本バスケットボール協会公認A級コーチ
入江史郎（防衛大学校准教授）

構造動作トレーニングとの出会い

私は二〇〇一年一一月に武術研究家の甲野善紀先生と出会い、先生の動きを直に体験してから武術的な体の使い方をスポーツ、特にバスケットボールに取り入れられないかという研究を続けております。

二〇〇八年七月に武術稽古研究家の中島章夫さんからのお誘いで中村考宏先生による「骨盤おこし（関節トレーニング）東京セミナー」に参加したのが構造動作トレーニング、中村考宏先生との出会いです。ウェブ上では以前から存知あげておりましたが、実際に中村先生とお会いしてお話をうかがうのはこのセミナーが初めてだったのです。

セミナーでは自分の骨盤の向きを初めて意識することになりました。これまで骨盤の向きがどうなっているのか、ということはまったく気にしておりませんでした。実は私だけでなく多くの人が、きちんと椅子にすわっているつもりでも骨盤が後傾したままになっており、それでは内臓や血管を圧迫して健康によくないことを教えていただきました。

また立位姿勢をとった際に、真っ直ぐに立つとはどういうことなのか、立位体前屈のやり方、正座での良い姿勢とはなど、三時間近くお教えいただき、これまでに知らなかったこと、気づかなかったことがたくさんありました。その後、自分でもかなりの長距離を、骨盤を立てることを意識して歩いてみましたが、翌日もその翌日も疲れや腰や膝の痛みがほとんどおこりませんでした。このことから骨盤の向きは前進する上でエネルギーの消耗に大きな影響を及ぼすことを実感したのです。

初参加から約一年たった二〇〇九年七月のセミナーで、「骨盤おこし式ゆっくり走り」を体験しました。本書でも記されておりますが「歩くスピードよりもゆっくり」という指示のもと、骨盤のポジションや腕の位置やリラックスすること、足幅や接地の感触など意識しながら走りました。

　意識していることを忘れはじめた三〇分ほど経過した頃、中村先生から「歩いてください」というご指示。歩いていると奇妙な感覚が生じてきました。思考というか脳と眼は機能しているのですが、「自分の脚がないような自分の身体が消えているような」気がするのです。まるで、空中に脳と眼が浮いて部屋の中を移動しながら周囲を眺めているような。歩いている感覚もないのに移動している……。あまりにもスーッと力感なく移動しているとても不思議な感覚でした。

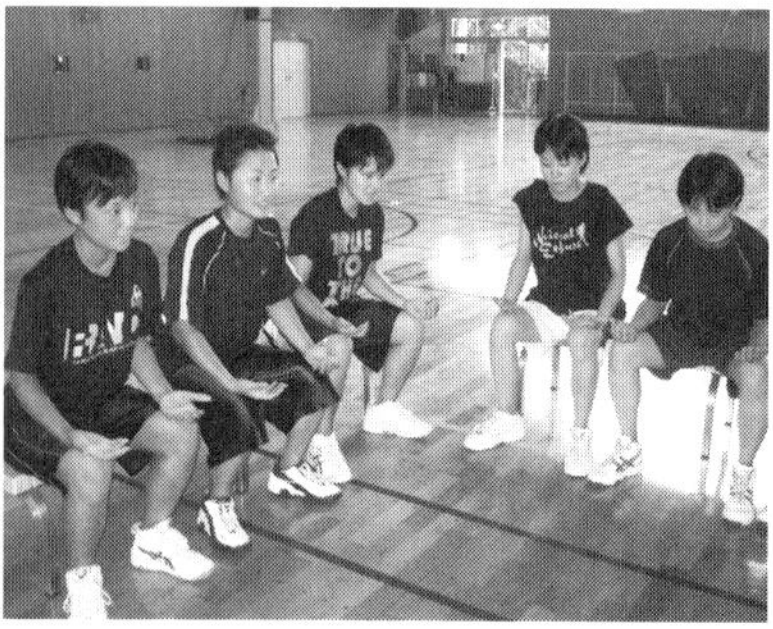

　この日のセミナーを受けて一週間も経過していないある日、体育館でバスケットボールのシュートをしているとジャンプの際に頑張って跳ばなくてもかってに身体が上昇する感覚が生じました。そのタイミングにあわせて跳ぶと本当に楽に跳び上がり、三ポイントシュートも力まないでジャンプシュートで打つことができました。

　骨盤をおこし、姿勢を整え、床に対して足はソフトにフラットに接地していく。そうすることで、頑張って筋を収縮する以外の「運動」の方法が目覚めたのです。すなわち伸張反射を使う方法です。この方法は身体のもつ特性を生かし、省エネであり、部分の負担を減らすことができます。

バスケットボールにおける基本（姿勢）をみなおす

私は勤務先の大学で体育の授業の中でバスケットボールを指導しております。また神奈川県のバスケットボールの指導者（を目指している）の方々を対象にバスケットボールの基本技術について講習させていただく機会をいただいております。バスケットボールの基本技術とは走る、止まる、跳ぶ、方向変換するなどのフットワークからボールを扱う技術であるシュート、ドリブル、パスなどを含んだ技術です。

　数年前、外国人指導者から日本の選手はトップレベルでも基本ができていないという話を聞きました。当時はその意味が理解できませんでした。トップレベルであれば、基本はすでに身についており、海外の選手との違いは身体のサイズ、筋力、跳躍力などフィジカルな面と、海外でのプレーなどの経験、若年代からの育成、強化システム等であり、なかなか選手自身でどうこうできる問題ではないと思っておりました。

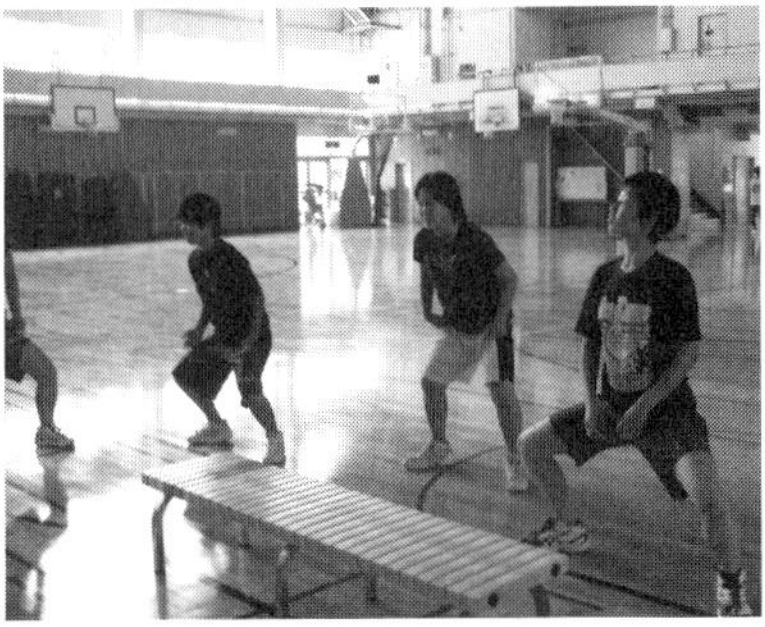

　しかしながら、中村先生の構造動作トレーニングと出会ってから、私なりに「トップレベルの選手でも基本が身についていない」という意味が理解できてきました。

　先にも述べましたが、基本技術には目に見える技術、たとえばシュートとかドリブルとかパスという捉え方だけではなく、「どのように体を使って運動をおこなっているのか」という目に見えない体の使い方があるのです。つまり欧米の選手と同じ基本技術をやっているように見えて、骨格、特に骨盤が後傾ぎみの日本人が同じ動きをすると、動くためには部分的な筋力に頼ってしまうので、体の使い方はかなり違うものになっていると考えられます。それは予備動作として表れ、相手に読まれやすく、また消耗しやすく、また障害につながる可能性も高いものと考えられます。

バスケットボールの基本技術を実行する前提として、基本姿勢と呼ばれる姿勢をとることが必要とされています。ところがこの姿勢において骨盤が後傾した状態であると、股関節などの関節から適切な運動がしづらくなり、それを補うため腰椎や足首や膝に負担をかけた運動をすることになります。身体の一部に負担がかかるような運動は疲労しやすく、障害をおこしやすくなってしまいます。

これまで、多くのバスケットボール選手においては、骨盤が後傾していることに気づいていないため、無理な身体の使い方をせざるを得ず、当然、練習をすればするほど、障害を起こしやすく、さらに長年競技を続けるほど障害の程度も大きくなっていたと考えられます。昨年、神奈川県バスケットボール協会主催の指導者向けの講習会において、日本でのスポーツ場面での膝前十字靭帯損傷発生は、スポーツ全種目の中でバスケットボールがスキーに続いて二番目に多いことが報告されました。膝の障害だけでなく、バスケットボールの熟練した選手からは腰痛や足首の障害を抱えていることもよく聞かれます。

膝、腰、足首などの障害の原因はさまざまだと思いますが、私は骨盤が後傾したこの基本姿勢に多くの原因があると考えています。また、障害を起こしやすい姿勢とは運動能力やパフォーマンスにも悪影響を及ぼします。中村先生から学ばせていただくようになったこの二〜三年、私が担当している指導者をめざす方々への講習会では骨盤をおこして、股関節から動ける姿勢づくりをまず紹介し、それを前提に基本技術の紹介をさせていただいております。

その中では受講生の方々からは「これまで基本と考えられた姿勢や体の使い方の問題が理解できた」「基本技術を見直す必要性が理解できた」「子供たちに指導していくうえで参考になった」との感想をいただいております。

また私自身も市民大会や四〇歳以上のマスターズの大会で選手として

もプレーをしております。小学校からバスケットボールを始め、中学、高校、大学と自分なりには人一倍練習やトレーニングに打ち込んだのですが、試合にはほとんど出られない選手でした。そんなセンスがない私でも現在、構造動作理論に基づく姿勢や体の使い方を研究しながら、自分自身のバスケットボールの技術も向上させるように取り組んでいます。その中で気づけたこと、できるようになったことがあり、それらについて、バスケットボールが好きで上達したい選手、上達させたいと考えている指導者の方々のお役に立てるようにしたいと思っております。

「動ける」身体がダンスを変える

ダンスジャルダン　大森山王ステューディオ主宰
中井信一・理恵

構造動作トレーニングとの出会い

私たちは東京都内でダンススクールを経営し、十数年に渡り英国で学んだダンスを基に、幅広い年代の方を指導しています。初心者・ご年配の方には身体にやさしい踊り方を、ダンス愛好家の方にはイングリッシュスタイルのエレガントなダンスを、プロ・アマの競技選手には最新の理論Dance Dynamicsにより運動力学を応用した大きなムーブメントとエネルギッシュなダンスをコーチして

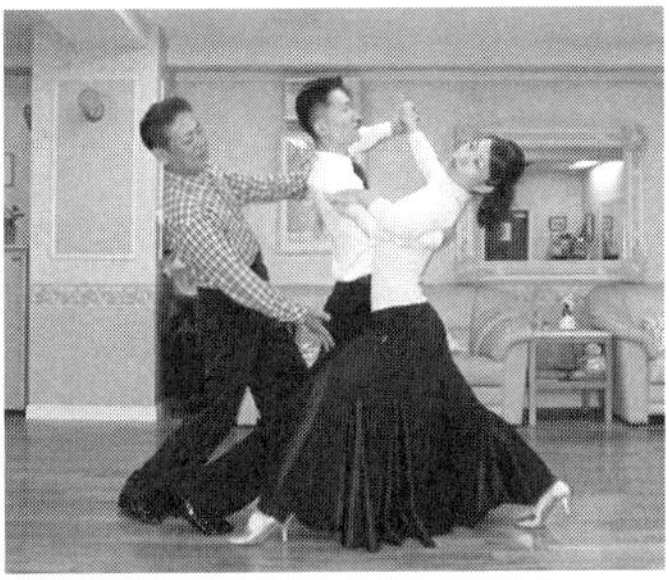

います。

七〜八年前よりナンバ・二軸の身体操作方が私たちの指導する踊り方と似た身体の使い方であることを知りました。それから踊れる身体作りのトレーニングとして役立てるために、ナンバ・二軸を研究していきました。

そんな時に出会ったのが、中村考宏先生の骨盤立位の理論です。骨盤を立てて、姿勢を正しくすれば、股関節の動きが良くなり怪我も少なく、技術力も向上するという中村先生の考え方は、ダンスに必要な身体作りの指針として最適なものに思えました。

幸運にもその後、骨盤おこしトレーニングの東京セミナーが始まりました。

はじめて参加した日、身体の前面を前にもって行く立ち方、顔の位置、上腕の方向、足の外側に体重かける等、私たちが指導しているダンスの技術と同じで、非常に感動したことを覚えています。

一般的に指導されているダンスは、顎を引き、真直ぐ立ち（＝直立不動）、胸を張り、足で床をプッシュし、体重は足のインサイドにかけるといった具合で、私たちの指導内容とは異なっています。これまでスポーツや姿勢に関するどんな書物も格別参考にはならず、中村先生のセミナーで、初めて同じ理念に則って指導される方に出会ったと思いました。

中村先生の理論も構造動作Anatomical Activity（AA）と名を変えてますます進化しています。近年各界からも注目されるようになり、私たちにとっても大変喜ばしいことです。

ダンススポーツと構造動作

ダンスは二人で広いフロアー上を音楽にのってアグレッシブに踊ります。その中で、スムースな動きもパワフルな動きも、体の機能とウェイトを使って表現します。

最初に男女それぞれが踊れる身体の状態で相手と向き合い、バランスの取れた組み方でコンタクトする必要があります。そこから男性のおこした運動と形の変化に女性が反応して踊ります。私たちは、ダンスにおいては、「立ち方と組み方」が最も大切な要素だと考えています。

踊れる立ち方とは、いつでも自由に瞬間的に動ける状態です。具体的には、力を抜いて下半身は床に吸い込まれ、上半身は空中に浮ぶように、顎は引かず後頭部を上に引き上げ、顔から前にエネルギーを出すようにします。これは筋肉で立つのではなく、骨で立つ感覚です。

しかし多くの選手は、美しい形を保とうと筋肉を固め、腰で反り、また大きく動こうと脚に力を入れて床を蹴る等、誤った練習によって上達への方向性を見失いがちです。

ダンサーは一見綺麗に立っているように見える場合でも、腰椎と頚椎をそらせて姿勢を作っていることが多いようです。本当に美しく立つためには、胸椎の柔らかさが必要です。「構造動作トレーニング」では、胸椎の動きを作り、股関節の可動域を増やしていきます。

また一般的なダンスの指導として、胃のあたりを吸込む立ち方を教えられます。そうするとウェストが絞れて一見きれいに見えますが、それは腰椎が反りやすい立ち方につながるように思えます。私たちが教える立ち方は、身体を前に持っていくため、身体の前面が伸びて、頭も高い位置にあります。そうすると腰椎は簡単に反れなくなります。

「構造動作トレーニング」でも腰が反らないように、腹圧をかけることを指導されています。身体の前面が大きく、背面は肩甲骨が緩んで下がってきます。その結果、肩甲骨、鎖骨を通して腕から指先まで柔らかく使え、胸椎の動きが豊かな表現力を与えてくれます。

このような立ち方は簡単ではなく、正しい重心の位置、膝の向き、股関節、胸や肩甲骨のポジション等を身

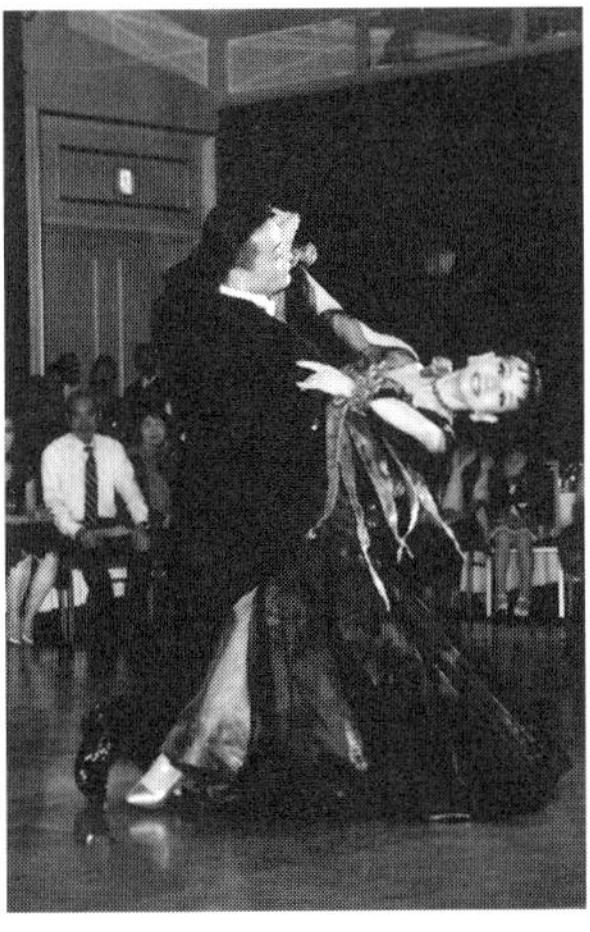

につける必要があり、そのために最も効果的なのが構造動作トレーニングなのです。

また、立ち方と同様に重要なのが組み方です。ここではスタンダード種目（ワルツ、スロー・フォックストロット、ヴェーニーズ・ワルツ、クイック・ステップ、タンゴ）について説明します。男性はまず左手で女性の右手を握ります。特に中指と薬指の腹が優しく、かつきちんと女性の右手を掴みます。指先の方向は少し上方へカーブを描き、エネルギーが指先から広がっていくイメージが大切です。

次に男性の右手は女性の背中を引き寄せるのではなく、親指側の手首のあたりで女性の左腕の付根を下からサポートします。この時右手の指先は横向きではなく前を向いています。サポートできたら、掌と前腕部を一緒に肘を広げるようにして横に向けます。こうすることによって、小指から手首の上まで一本の長い線で女性とコンタクトできます。女性も男性と握りあった右手から男性の運動のエネルギーと方向性等のリードを受け取ります。男性の右上腕に添えた左手、左手首、さらに左肘、左脇から左胸のラインも相手とコネクションが持てると共に自分自身が自由に踊れるようなポジションをとります。

美しい形を保って踊れる選手は張りのあるアームでありながら、肩甲骨、腕や手の関節にゆとりが有り、足部、膝、股関節から背骨を通して伝わるさまざまな動きやシェイプに合せてアームやヘッドの微調整が自然にできるのです。

このように正しく組むことも、非常に難しいのですが、構造動作理論を通じて、上腕の向き、肘関節の動き、前腕骨の感覚、手指の機能等を学ぶことにより、上達への手掛りとなるのです。さらに、正しいトレーニングがそれを助けてくれると思います。

さて、踊り始めると体重を運ぶ足の使い方が重要になります。

前進を例に説明すると、重心は、踵から着床し足のアウトサイドを通り、小指側の指を通って移動します。

さらに親指のインサイドになった時はすでに体重はもう一方の足にも受け渡されていますので、片方の足の親指だけで身体を支えることや床を蹴る動作は必要ありません。

構造動作においても「土踏まずに乗らない」つまり足のインサイドに体重をかけないよう指導されます。拇指球（親指）に体重をのせるとスムーズな体重移動にブレーキが掛かると指摘されています。ブレーキが掛かると、身体を進めるために床を蹴ることになり、音楽にあった軽やかな運動はできません。相手に自分の動きを伝えることも困難になります。

スムーズに重心を運ぶには、足や膝の関節、股関節を緩めて使うわけですが、膝を曲げる向きも大事です。膝を曲げて重心を進める時、膝を親指（内側）方向に向けて屈曲すると、動きは足の上でブレーキがかかります。薬指の方向に膝を向けると、抵抗なく身体が進みます。

構造動作理論でも、膝の方向が重視され、膝頭を第一趾（内側）に屈曲すると、膝関節に外反ストレスがかかり、スポーツ障害の原因になると指摘しています。さらに、脛の骨には、重心をかけて体重を運ぶ時、しっかり支えられる方向があり、それを身につけるよう指導されています。

以上ダンス技術のほんの一部と構造動作理論の比較を取り上げましたが、私たちのDance Dynamics（DD）理論と中村先生のAnatomical Activity（AA）理論の最大の一致点は、静止した状態ではなく、重心の移動というアクティブな動きを要としている点なのです。

今後も日本のダンススポーツが世界トップクラスにレベルアップする過程で、構造動作理論に裏付けられたDance Dynamicsが選手やコーチの役に立てればと願い、弛まぬ進化を目指したいと思っています。

おわりに

本書は、私にとって初めての著作となります。これは、私のパートナーでもある中村よし子と共に、人間の骨格構造と動作について実践・観察研究してきた一〇年分の記録といえるでしょう。私たちはいつも多くの諸先輩方に見守られ助けていただきました。また、MATAWARI　JAPANの仲間や患者さんたちにも応援をいただきました。そうしてできあがったのが、この念願の一冊です。

冒頭にも述べましたが、私は、筋肉の施術の勉強からはじめました。そのときに、お世話になった中辻正先生（リニューイング・セラピー）には、筋肉の勉強をしっかりできる環境を与えていただきました。

その後、壁にぶつかり悶々としていたときに、伊沢紘生先生（宮城教育大学名誉教授）から教えていただいた「身体観」は、私にとって衝撃的な世界観でした。

伊沢先生からは、「人間の身体は生理学や解剖学の知見だけでは説明できない（理論立てるだてることはできない）」ということを教わりました。

『生命というものが本質的にもつ融通無碍な混沌さをベースに、動物種それぞれのもつ優れた感覚と、脳のもつ記憶や経験、さらにその上に、個を越えた集団のもつ特性……などなど、あまりに多くのことの相互作用の上に「動物の身体の状態」があるわけですから、さらにそれを極端に複雑化した「ヒトの身体の状態」と、そして現代の我々が置かれている「人間の身体の状態」がある』と。

そして、伊沢先生は、どのようなアプローチをしてもすべてが意味のあることだと教えてくださいました。当時の私には、あまりにも壮大すぎて意味がよくわかりませんでしたが、それでも、もっと大きな広い世界があることを知りました。何か目の前の扉がパーッと開けたような、大航海に出てみようという勇気がみなぎってきました。

私の大航海には、素晴らしい出会いが待っていました。

まず、治療士の先輩でもある小山田良治先生（五体治療院）との出会いです。先生はプロスポーツ選手の施術と動作改善のプロフェッショナルで、いつも兄のように相談にのってくださいます。

その後、古武術研究家の中島章夫先生（半身動作研究会主宰）と出会いました。先生は古武術研究家甲野善紀先生の技を二〇年以上も研究をされており、技の切れ味もさることながら素人の私にもわかりやすく古武術の動きを教えてくださいます。また、毎月私が東京で行っているセミナーの一切を仕切ってくださり、先生の優しさにいつも頼りっぱなしです。

そして、構造動作トレーニングの「Anatomical Activity」は中井信一・理恵先生（ダンスジャルダン大森山王ステューディオ主宰）に命名していただきました。

素晴らしい出会いは継続中です。

この本のテーマである「骨盤おこし」は、腰痛や膝痛などで再発されて来院される患者さんたちに見られた「骨盤を後傾させた骨格ポジション」を骨盤立位にしましょうとリハビリを開始したのがはじまりでした。

しかし、注意深く観察をしていると日本人には骨盤後傾が多いということがわかりました。いくつかの理由は、文中でもお話ししましたが、明確な答えはまだわかりません。しかし、骨盤後傾が健康を害し、関節運動に制限をかけて動きにくくしてしまうことはわかりました。

腰痛や膝痛など身体各部の痛みを治したいと思っている人、生涯自分の足で歩き続けたいと思っている人、各種スポーツ競技において自分の能力を最大限に発揮したいと思っている人、素敵な女性になりたい、あるいは将来、素敵な母・日本の母になりたいと考えている若い女性、などなど皆さんにぜひ実践していただきたいと願っています。

トレーニングやリハビリは、地道な努力の継続です。

トレーニングを続けて劇的な効果を出す人がいます。それは、しっかり目標を定め地道な努力を継続している過程があってこそなのです。私たちは安易に効果を期待しすぎてしまいますが、地道な努力なくしてはありえないのです。

おそらく、この本を手に取ってくださった読者の皆さんは、何かしら自分の身体に関心があり、何かを変えたいと思っているのではないでしょうか。

まずは、焦らずに「趾の握り」「骨盤おこし」からはじめてください、自分の中で「ささやかな変化」が訪れるはずです。その「ささやかな変化」は「身体の目覚め」であり

「身体革命」の第一歩だといえるでしょう。強い身体の痛みや難治性の疾患をお持ちの方、妊婦さんなどは担当の医師に相談しながら無理のないようトレーニング、リハビリを進めてください。

最後になりましたが、私のこの一〇年は決して平坦な道ではありませんでした。いつも近くで支えてくれた、最愛なる妻でありパートナーのよし子は、私の個性を守り続けてくれました。時として、妥協しそうになる気持ちをいつも父母、義父義母、先輩、仲間、患者さんたちの優しい心で見守っていただき何とか乗り越えながらここまで来ました。

また、この本を担当してくださった春秋社の江坂祐輔さん、神田社長はじめ皆さま、私たちと関わったすべての皆さまに感謝いたします。

私たちの大航海はまだ始まったばかり。今後も常にステップアップできるよう努力し、多くの皆さまに少しでもお役にたてることができるよう地道に精進いたします。

二〇一一年九月吉日

中村考宏

写真協力

中島章夫（半身動作研究会主宰）
中井理恵（ダンスジャルダン 大森山王ステューディオ主宰）
金山孝之（俳優）
中村よし子（えにし治療院）
須山仁美クラシックバレエ

参考文献

金子丑之助
『日本人体解剖学 第一巻』（南山堂）
腰野富久・白井康正・生田義和
『エッセンシャル整形外科学』（医歯薬出版）
荻原俊男・垂井清一郎
『岩波講座 現代医学の基礎4
生体の調節システム』（岩波書店）
久野宗・三品昌美
『岩波講座 現代医学の基礎6
脳・神経の科学I――ニューロン』（岩波書店）
藤田恒太郎
『人体解剖学』（南江堂）
中村隆一・斎藤宏・長崎浩
『基礎運動学』（医歯薬出版）
R. Cailliet
『手の痛みと機能障害』（荻島秀男訳、医歯薬出版）
W. Kahle 他
『分冊 解剖学アトラス I～III』（越智淳三訳、文光堂）

中村考宏（なかむら・たかひろ）
1968年9月25日生まれ。愛知県出身。
愛知学院大学卒業後、米田中部柔整入学。卒業後柔道整復師の仕事をしながら中和医療専門学校へ通い鍼灸師、按摩マッサージ指圧師の資格も得る。柔道整復師、鍼灸師 、按摩マッサージ指圧師、スポーツトレーナー。現在、えにし治療院院長、スポーツ・股割り研究所所長。MATAWARI JAPAN代表。柔道四段。

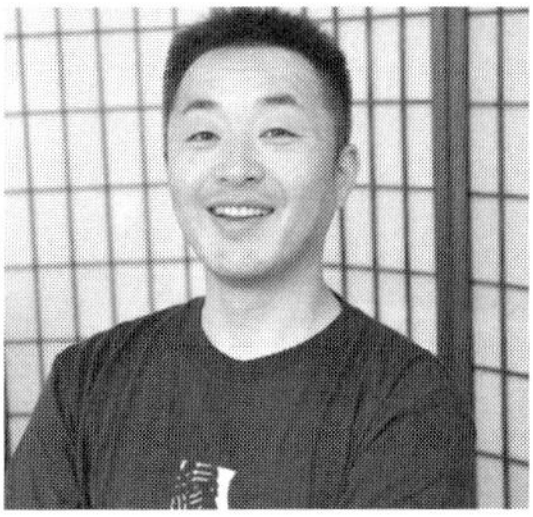

2002年に運動の本質が重心の移動であることに気づき、治療から動作改善の指導へと大きく方向転換をする。その間、大腰筋と動作の関係を研究。2007年に骨盤のポジションと股関節運動の関係に着目し、「骨盤おこしトレーニング」として名古屋、東京、大阪などで講習会を開催。朝日カルチャーセンター、栄中日文化センターなどの講師も務める。2009年に関節運動全体を視野に入れ、名称を「構造動作（アナトミカル・アクティビティ）トレーニング」とする。2010年には治療士として「えにし式軽擦法」と動作改善指導を組み合わせた治療を開始。著作に『構造動作トレーニング　“股割り”を極める　ＤＶＤ』(BABジャパン)。

著者ＨＰ：http://www.eni4.net/

「骨盤おこし」で身体が目覚める――1日3分、驚異の「割り」メソッド
2011年10月20日　第1刷発行
2014年3月20日　第10刷発行

著　者……中村考宏
発行者……澤畑吉和
発行所……株式会社春秋社
東京都千代田区外神田2-18-6（〒101-0021）
電話　03-3255-9611（営業）　03-3255-9614（編集）
振替　00180-6-24861
http://www.shunjusha.co.jp
装幀・本文設計……河村　誠
印刷・製本……萩原印刷株式会社

ISBN978-4-393-71387-7
定価はカバー等に表示してあります

M・ボーク、A・シールズ／朝原宣治監修
小野ひとみ監訳／太田久美子訳

ランニングを極める

アレクサンダー・テクニークで
走りの感性をみがく

もっと快適に、効果的に、走るほどに自在に動く心身をつくろう！　注目の心身開発メソッドを生かしたランニング法。基本の動きとトレーニング法、目標設定のしかたなど。

1800円

津村　喬

健身気功入門

〝こころ〟と〝からだ〟を養生する

気功の基本的な動作から、身体操作法、発声・呼吸法、イメージ法まで。伝統気功の粋を集めた中から、新たに編成された易筋経・五禽戯・六字訣・八段錦などをその歴史と共に詳説。

1700円

出口衆太郎

身のこなしのメソッド

――自然身法

気功・太極拳・古武術・ヨーガのエッセンスを立つ・歩く・坐る・寝るの日常動作から実践解説。歪んだ身体が簡単なエクササイズであっという間にほぐれます。帯津良一氏推薦。

2000円

鵜沼宏樹

症状を楽にする簡単気功レシピ

努力も時間もいらず、効果は絶大。副作用もなしという目からウロコの簡単気功。58種の疾病や不快症状の予防・改善に役立つ気功を網羅。家族の体調管理に一家に一冊常備の書。

1600円

▼価格は税別。